Infektiologisches Kolloquium 4

Infektiologisches Kolloquium 4

Bakterielle nosokomiale Infektionen

herausgegeben von
C. Krasemann und W. Marget

mit Beiträgen von
F. Daschner, R. E. Dixon, M. Feike, J. S. Garner,
G. Germann, A. v. Graevenitz, R. W. Haley,
S. Kecskès, H. Langmaack, W. Marget, U. Niehues,
B. Nyström, W. Schaffner, P. M. Shah, B. Wiedemann

Walter de Gruyter
Berlin · New York 1986

Prof. Dr. Christina Krasemann
Bayer AG
Pharma Forschungszentrum
Institut für Chemotherapie
D-5600 Wuppertal 1

Prof. Dr. W. Marget
Institut für Antimikrobielle Therapie und Infektionsimmunologie
Universitäts-Kinderklinik
Lindwurmstraße 4
D-8000 München 6

Das 4. Infektiologische Kolloquium fand statt am 9./10. November 1984 in Neu-Isenburg.

Das Buch enthält 3 Abbildungen und 53 Tabellen.

CIP-Kurztitelaufnahme der Deutschen Bibliothek

Bakterielle nosokomiale Infektionen / d. 4. Infektiolog. Kolloquium fand statt am 9./10. November 1984 in Neu-Isenburg]. Hrsg. von G. Krasemann u. W. Marget. Mit Beitr. von F. Daschner ... – Berlin ; New York : de Gruyter, 1986.
(Infektiologisches Kolloquium ; 4)
ISBN 3-11-010738-7
NE: Krasemann, Christina [Hrsg.]; Daschner, Franz [Mitverf.]; Infektiologisches Kolloquium <04, 1984, Neu-Isenburg>; Infektiologisches Kolloquium: Infektiologisches Kolloquium

Satz und Druck: Buch- und Offsetdruckerei Wagner GmbH, Nördlingen. – Bindung: Dieter Mikolai, Berlin. – Umschlagentwurf: Rudolf Hübler, Berlin.

Vorwort

Nosokomiale Infektionen sind heute in praktisch allen Kliniken ein Faktum. Sie betreffen in der Bundesrepublik Deutschland zwischen 5–10% der Krankenhauspatienten und lassen sich auf zahlreiche Veränderungen in der Medizin zurückführen. Dazu gehört einmal die Änderung des Patientenkollektivs in der Klinik. Es werden vermehrt Patienten mit geschwächter Abwehr behandelt, wie z. B. Diabetiker oder an Malignomen Erkrankte, Früh- und Neugeborene sowie sehr alte Menschen.

Auch die therapeutischen und diagnostischen Maßnahmen in der modernen Medizin sind um vieles einschneidender als früher, wenn man z. B. an die moderne Zytostatika-Therapie, die heutige Intensivmedizin oder an früher nicht durchgeführte Operationen, an die zunehmenden Organtransplantationen und an neuartige, invasive diagnostische Maßnahmen denkt. Schließlich können Bakterien auch auf den Selektionsdruck durch Antibiotika mit Resistenzentwicklung reagieren, oder Antibiotika können einen Erregerwechsel bewirken. Alle diese Faktoren sind für die Zunahme nosokomialer Infektionen verantwortlich zu machen. Diese Infektionen entstehen entweder endogen, also aus der körpereigenen Bakterienflora, oder exogen. Dabei treten zunehmend Erreger in Erscheinung, wie z. B. Serratia- oder Enterobacter-Arten, die früher als apathogen eingestuft worden sind.

Weitere infektiöse Komplikationen werden in der Folge nicht selten durch Pseudomonas aeruginosa oder auch Staphylococcus epidermidis verursacht. Erreger, die früher nur bei Neugeborenen mit sogenannter physiologischer Abwehrschwäche auftraten, spielen heute bei Patienten mit Granulozytopenie eine wichtige Rolle, wie z. B. Pneumocystis carinii oder Listeria monocytogenes. Aus sogenannten apathogenen Keimen sind also unter den heutigen medizinischen Möglichkeiten opportunistisch pathogene Erreger geworden.

Nosokomiale Infektionen lassen sich vermutlich nie vollständig verhindern, aber sie lassen sich wohl eindämmen. Die Konfrontation mit dem erweiterten Erregerspektrum in Verbindung mit vielfältigen Resistenzmustern zieht therapeutische Probleme nach sich, die nur mit viel Fachwissen erfolgreich angegangen werden können. Dieses Kolloquium soll dazu wichtige Informationen vermitteln.

Prof. Dr. C. Krasemann
Prof. Dr. W. Marget
Priv. Doz. Dr. H. Thomas

Autorenverzeichnis

Prof. Dr. F. Daschner
Klinikum der Albert-Ludwigs-Universität
Hugstetter Straße 55
D-7800 Freiburg

Richard E. Dixon, M.D., FACP
Associate Professor of Medicine
Hahnemann University, Philadelphia
Director, Department of Medicine
Helene Fuld Medical Center
750 Brunswick Avenue
Trenton, New Jersey 08638
USA

Dr. M. Feike
Institut für Krankenhaushygiene und Medizinische Mikrobiologie
des Krankenhauses Berlin-Moabit
Turmstraße 21
D-1000 Berlin 21

Julia S. Garner, R.N., M.N.
Hospital Infections Program
Center for Infectious Diseases
Center for Disease Control
Atlanta, GA 30333
USA

Dr. G. Germann
Universitätskliniken
Theodor-Stern-Kai 7
D-6000 Frankfurt/M.

Prof. Dr. Alexander v. Graevenitz
Institut für Medizinische Mikrobiologie
der Universität Zürich
Gloriastraße 32
CH-8028 Zürich

Robert W. Haley, M. D.
Department of Internal Medicine
Southwestern Medical School,
University of Texas
Health Science Center
5323 Harry Hines Boulevard
Dallas, TX 75235
USA

Prof. Dr. S. Kecskès
Chefarzt der II. Chirurgischen Abteilung
des Krankenhauses Berlin-Moabit
Turmstraße 21
D-1000 Berlin 21

Dr. H. Langmaack
Institut für Krankenhaushygiene und Medizinische Mikrobiologie
des Krankenhauses Berlin-Moabit
Turmstraße 21
D-1000 Berlin 21

Prof. Dr. W. Marget
Institut für Antimikrobielle Therapie und Infektionsimmunologie
Universitäts-Kinderklinik
Lindwurmstraße 4
D-8000 München 6

Ulrike Niehues
Im Neuenheimer Feld 131
D-6900 Heidelberg 1

Dr. Bertil Nyström
Department of Clinical Microbiology
Karolinska Institutet
Huddinge University Hospital
S-14186 Huddinge

Prof. William Schaffner, M.D.
Department of Preventive Medicine and
Division of Infectious Diseases
Vanderbilt University School of Medicine
Nashville, Tennessee
USA

Dr. Pramod M. Shah
Abteilung für Infektiologie
Zentrum der Inneren Medizin
der J.-W.-v.-Goethe-Universität
Theodor-Stern-Kai 7
D-6000 Frankfurt 70

Prof. Dr. B. Wiedemann
Institut für Medizinische Mikrobiologie
und Immunologie der Universität
An der Immenburg 4
D-5300 Bonn 1

Inhalt

Stand der Verhütung nosokomialer Infektionen in der Bundesrepublik Deutschland

W. Marget

Betrachtungen über den Beginn der Verhütung von Hospitalinfektionen anzustellen, verhilft bei diesem Thema nur zu begrenzten Einsichten, denn es besteht nur eine wenig folgerichtige Verbindung zwischen dem Vorgehen von Ignaz Semmelweis zur Bekämpfung des Kindbettfiebers und den seit vielen Jahren festgelegten Prozeduren zur Krankenhaushygiene, die zum Teil auch heute noch in der Bundesrepublik Deutschland praktiziert werden. Offensichtlich wurde seine erste Publikation in der K.u.K.-Gesellschaft der Ärzte zu Wien 1848 (Abb. 1) von den meisten, die sich mit Hospitalhygiene befassen, in den letzten 130 Jahren nicht richtig durchgelesen.

Wie ist eine derartig leichtfertige Behauptung aufzustellen? Semmelweis konnte sich letzten Endes mit großen Schwierigkeiten gegenüber seinen Zeitgenossen nur durchsetzen, indem er die Effektivität seines Vorgehens anhand einer genauen Dokumentation der Hospitalinfektionen bewies. Die geradezu revolutionäre Behauptung, daß durch schlichtes Händewaschen Infektionen verhindert werden können, war für die meisten viel eindrucksvoller, als der bereits 1847 einwandfrei geführte wissenschaftliche Erfolgsnachweis seiner Studie (wobei nicht klar ist, ob er hierzu das unwirksame Kalziumchlorid oder das unverträgliche Hypochlorid verwendete). So hatte er vor Einführung des Händewaschens 18 Todesfälle auf 100 Geburten und nachher, von Juni bis November, bei 1547 Geburten nur noch 2,45% Todesfälle. Diese Beobachtung entspricht in etwa dem neueren Vorgehen, bei dem die Effektivität einer hygienischen Maßnahme durch eine kontrollierte Untersuchung der einzelnen hygienischen Maßnahmen beim exponierten Patienten angestrebt wird.

Man kann dem entgegenhalten, daß hygienische Maßnahmen auf ihre Wirksamkeit hin – wie z. B. Desinfektionsmittel – seit eh und je sorgfältig überprüft worden sind, und gerade in dieser sicherlich richtigen Vorstellung liegt die eigentliche Crux unseres Vorgehens. Wir untersuchten nicht wie Semmelweis die Auswirkungen der Maßnahmen auf die Infektionsinzidenz, sondern wir untersuchten die Auswirkungen auf Bakterien und neuerdings auch Viren – die Jagd nach Mikroben galt also als Leitmotiv. Dann ging man noch einen Schritt weiter: Man zählte die Keime nach diesen Desinfektionsmaßnahmen, die auf dem Boden, an den Wänden, sogar an der Decke und in der Luft übrig blieben. Nur eines vergaß man dabei zu kontrollieren – das Auftreten von Infektionen beim Menschen. Diese so simple Methode des Erfolgsparameters wurde nirgends systematisch angewendet, obwohl – und dies ist das Allererstaunlichste – im letzten Jahrhundert zahlreiche Hospitalepidemien beschrieben wurden und deshalb irgendwann einmal zu erwarten war, daß jemand auf den Gedanken kommen würde, die Art und den Umfang dieser Erkrankungen und die Übertragung – auch bei nicht als kontagiös identifizierten Erregern – genauer zu studieren.

INFECTION CONTROL

HISTORICAL VIGNETTE

The First Report on Semmelweis' Discovery of the Cause and Prevention of Childbed Fever

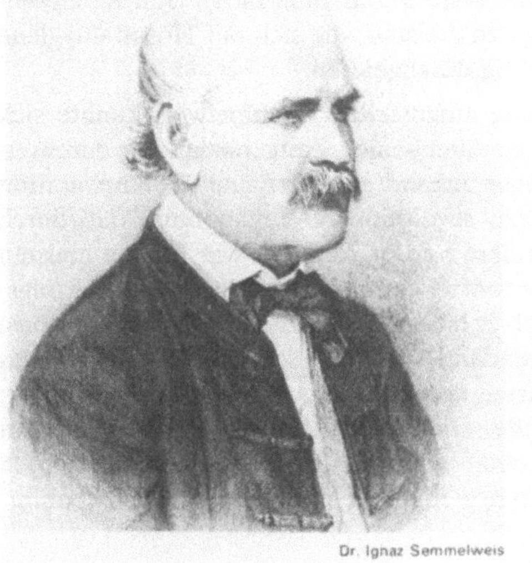

Dr. Ignaz Semmelweis

Most Important Experiences About the Etiology of Puerperal Fevers Epidemic in Birthing Institutions

VIENNA (1848) —

The editor of this Journal is obliged to inform the medical public about the following observations made by Dr. Ig. Semelweis, assistant to the first obstetric clinic of the local R.I. General Hospital, regarding the etiology of puerperal fevers which exist in almost all birthing institutions.

Dr. Semelweis, who has been at the local R.I. hospital for over five years, had trained himself thoroughly at the necropsy table as well as at bedside in the various branches of the healing arts and, finally, has turned his attention to the subject of obstetrics during the past two years, made it his effort to investigate the causes which are the basis of the so devastating, epidemically occurring puerperal process. In this area nothing was left untested, and whatever could have exerted a noxious influence was removed carefully.

During the daily visit of the local pathologic-anatomical institute Dr. Semelweis came to know the noxious influence which is exerted by ichorous and

Abb. 1 Nachdruck der ersten Publikation von I. Semmelweis

Der Vergleich mag banal sein, aber genauso wenig wie ein Auto bei einer Geschwindigkeitsbegrenzung ohne Tachometer korrekt gefahren werden kann, genauso wenig ist es möglich, den hygienischen Krankenhausstandard für eine spezielle Klinik zu überwachen, ohne eine Erfassung der auftretenden Infektionen durchzuführen. Und nur dieses Ergebnis entscheidet über die zu treffenden Maßnahmen.

Diese Überlegungen, die vielen Krankenhauschefs, auch von Universitätskliniken, aus welchen Motiven auch immer, derartige Schwierigkeiten machen, daß sie sich strikt gegen eine solche Erfassung von Hospitalinfektionen wenden, haben sonderbarerweise auch bei vielen Theoretikern ihre Mitstreiter gefunden.

Aus diesen Schwierigkeiten ergab sich eine, nicht zuletzt historisch bedingte, fatale Situation. Die Kliniker mußten sich mehr oder weniger auf die Theoretiker verlassen, um den Erfordernissen einer modernen Krankenhaushygiene nachzukommen, und sie hatten damit leider nicht immer Glück.

Diese recht sanft und vorsichtig gewählte Einleitung macht deutlich, daß der gegenwärtige Stand der Krankenhaushygiene in der Bundesrepublik Deutschland aus der Sicht Vieler noch zu wünschen übrig läßt.

Der Desinfektions- und Sterilisationsritus, auf den die Hospitalhygiene der letzten Jahrzehnte hinauslief, ist nicht das Entscheidende. Bei den enormen Kosten, die diese Maßnahmen nach sich ziehen, muß nämlich genau kontrolliert werden, welche Auswirkungen sie auf die Gefährdung von Patienten haben. Im Prinzip entsprechen diese Überlegungen den Erkenntnissen von Semmelweis. Was sich aus ihnen jedoch entwikkelte, war genaugenommen das Jahrhundert der Desinfektoren, wobei auch nicht ganz logisch verfahren wurde, denn bekannt kontagiöse Erkrankungen wurden selbstverständlich sofort isoliert. Nur, es gab bekanntlich auch andere Infektionen im Krankenhaus trotz desinfizierter Wände und trotz der notwendigen angestrebten Asepsis im Operationssaal.

Zum Umdenken gezwungen wurden Kliniker, Mikrobiologen und Hygieniker erst durch die fatalen Staphylokokken-Hospitalinfektionen in den fünfziger Jahren. Hierbei zeigte sich, daß die Desinfektions-, Sterilisations- und Abklatsch-Hygiene im Bereich der Krankenhäuser zu kurz griff. Während die Engländer und Australier diese Frage pragmatisch angingen und epidemiologische Untersuchungen in den Krankenhäusern durchführten, suchte man in der Bundesrepublik nach einer neuen Nomenklatur, um diese Hospitalinfektion, die viele das Leben kostete, zu erklären. Es entstand der Ausdruck Hospitalismus, unter dem man heutzutage nur eine Übertragung von gefährlichen Keimen durch verschiedene Infektionsweisen verstehen kann, ferner dachte man bei den Staphylokokken an die Selektion resistenter Keime, was erwiesenermaßen nicht richtig war, wie durch eine Studie statistisch signifikant nachgewiesen werden konnte.

Später, als sich andere, häufig gramnegative Keime breitmachten, zweifelsohne dieses Mal mehr durch die chemotherapeutische Selektion bedingt, erfand man die Bezeichnung »Problemkeime«, was aber ebenfalls in eine verkehrte Richtung wies. Zum Beispiel Ps. aeruginosa ist zwar häufig hochgradig resistent, aber andererseits werden nur besonders disponierte Patienten in gefährlichem Maß von Infektionen mit diesem Keim betroffen. Also wieder eine falsche Interpretation, denn man kann höchstens von Problempatienten sprechen, bei denen die für sie pathogenen, sogenannten opportunistischen oder früher fakultativ-pathogenen Keime in erheblichem Umfang zugenommen haben.

Diese etwas dilettantischen, heute leider hier noch gebräuchlichen Schlagworte führten mit dazu, daß – im Gegensatz zu vielen anderen Ländern – keine Fortschritte in der Bekämpfung von nosokomialen Infektionen erzielt wurden; Hospitalepidemiologen, die sich z. B. speziell mit Staphylokokken befaßten, fanden kaum Beachtung. Der „Hospitalismus" mit „Problemkeimen" ging eben seinen Gang.

Diese Irrwege fanden aber dann einen sehr deutlichen Niederschlag bei der ersten internationalen Konferenz über nosokomiale Infektionen im Jahr 1970 in Atlanta, an der viele Nationen beteiligt waren, jedoch kein einziger Deutscher. Damals sprach der

Nestor der Hospitalepidemiologen, R. E. O. Williams, bereits von der „No-touch-Methode“, die uns heute auch vertrauter zu werden beginnt. Selbstverständlich wußte er auch die bisher gebräuchlichen aseptischen Methoden zu würdigen und machte in seiner Einleitung bereits auf die Schwierigkeiten der Infektionen mit gramnegativen Bakterien aufmerksam. Er forderte, und das war der entscheidende Schritt, Hospitalinfektionskomitees bzw. -kommissionen.

Es hatte sich nämlich gezeigt, daß es gar nicht so einfach war, bestimmter Einbrüche von gefährlichen Keimen Herr zu werden und daß hierbei die konsequente Zusammenarbeit von Klinikern, Infektiologen und Mikrobiologen erforderlich war.

Was haben alle diese historischen Reminiszenzen nun mit dem heutigen Stand der Verhütung nosokomialer Infektionen in der Bundesrepublik zu tun? Es ist einfach so, daß man der Frage, wie den Hospitalinfektionen beizukommen sei (die aus vielen Gründen eher zu- als abnahmen), in den Jahren zwischen 1960 und 1970 bei uns einfach nicht genügend Beachtung schenkte und daß diese Frage an der Mehrzahl der Zuständigen vorbeiging. Bereits Mitte der fünfziger Jahre war aus dem angelsächsischen Schrifttum klar zu entnehmen, daß sich die Staphylokokkeninfektionen auch bei extremstem Aufwand in den chirurgischen Kliniken nicht unter 4–6% senken ließen. Es war zu einer Zeit – ich beschäftigte mich damals intensiv mit Staphylokokken –, zu der mir unsere Chirurgen fast unisono erklärten: Bei uns gibt es derartige Infektionen praktisch nicht – und so wurde weiter desinfiziert. Die Expansion der Bakterienkiller ging weiter, ohne daß ein kontrollierter Nutzeffekt vorlag. Die Industrie bemächtigte sich sogar der Haushalte, obwohl dort gar keine nosokomialen Infektionen auftraten, und so ist es bis heute größtenteils geblieben. Desodorantien, angeblich bakterizide Seifen und andere giftige Reinigungsmittel, die mit Hexachlorophen versetzt waren oder noch sind, und die nichts anderes bewirken als die Zerstörung der körpereigenen, natürlichen Flora, führten letzten Endes dazu, daß Herr Daschner bei einem Fernseh-Interview mit der Fernsehärztin Antje Schäffer-Kühnemann die denkwürdige Bemerkung machte: „Die deutsche Frau ist zwar sauber, aber nicht steril.“

Das letzte Kapitel des historischen Überblickes über die Bekämpfung der nosokomialen Infektionen in der Bundesrepublik begann Anfang der siebziger Jahre. Der damalige Präsident des Bundesgesundheitsamtes, Prof. Henneberg, faßte – nicht zuletzt aufgrund eigener Erlebnisse – den außerordentlich verdienstvollen Entschluß, Richtlinien für die Bekämpfung von Hospitalinfektionen im Rahmen des BGA auszuarbeiten. Warum sich diese Ausarbeitung nun bis heute hinzieht, ist fast schon ein eigener Roman. Wer dies wie ich – und wenig später auch Herr Daschner – als Kommissionsmitglied selber miterlebt hat, kennt die Stolpersteine, die von völlig verschiedenen, meist inkompetenten Seiten gelegt wurden. Nicht zuletzt war es auch ein Lernprozeß, dem wir alle in der Kommission unterworfen waren – in einem Land, das sich damals bezüglich der Erforschung und Verhütung von nosokomialen Infektionen traditionsgemäß weitgehend steril verhielt.

Zur gleichen Zeit, es war 1971, wurde Herr v. Graevenitz, damals Mikrobiologe der Yale Universität in Connecticut, in unsere Münchner Kinderklinik eingeladen; nachdem er mir in den USA vorgeschwärmt hatte, wie vernünftig dort das System der Überwachung von Hospitalinfektionen mit Kontrollschwestern und einem Hospitalhygieniker funktio-

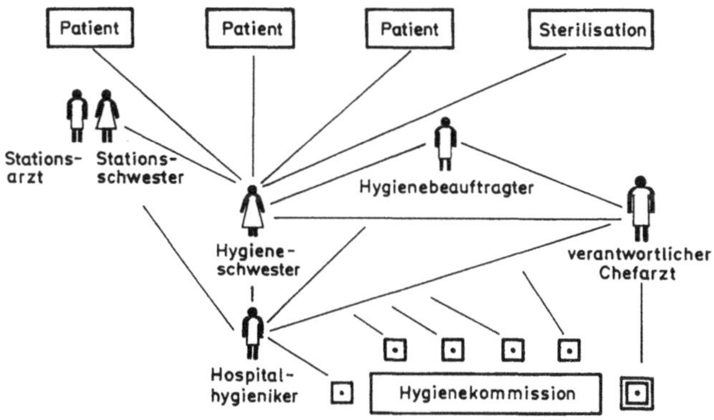

Abb. 2

nierte (Abb. 2), imponierte mir dies ausgesprochen. Ich glaube jedoch, daß die Mehrzahl der damaligen Zuhörer, die an den schicksalsbedingten Hospitalismus dachten, diesem amerikanischen Vorgehen wenig Verständnis entgegenbrachten. Eine besonders hohe Zahl von Neugeborenen, die damals in unserer Klinik an einer Klebsiellensepsis starben, veranlaßte mich, ein Projekt an fünf süddeutschen Kliniken zu planen, das dem kanadisch/amerikanischen Modell in groben Zügen entsprach. Es dauerte fast ein Jahr, um die Finanzierung der Einführung von Hygieneschwestern und den entsprechenden Hygienebeauftragten für die vorgesehenen Kliniken für die Dauer von drei Jahren zu sichern. Die Gutachter der DFG lehnten eine Förderung mit der Begründung ab, daß dieser Versuch zur Reduktion nosokomialer Infektionen mit Hilfe eines neuen Systems, das erst auf deutsche Verhältnisse zugeschnitten werden mußte, überhaupt nichts mit Forschung zu tun habe.

Die Robert-Bosch-Stiftung übernahm schließlich die Finanzierung des Vorhabens, und gemeinsam mit Herrn Daschner wurde ein Plan ausgearbeitet. Wir stellten fünf, relativ gutes Englisch sprechende Schwestern ein, die dann in Atlanta beim Center for Disease Control einen Ausbildungskurs besuchten und ein Abschlußexamen ablegten.

Im Herbst 1973 wurde so die erste hauptberufliche Hygieneschwester für eine patientenbezogene Krankenhaushygiene in der Bundesrepublik in unserem Krankenhaus eingestellt. Die Studie lief über drei Jahre und umfaßte über 50 000 beobachtete Patienten an Kliniken in Freiburg, Stuttgart, Tübingen und München. Trotz größter Schwierigkeiten, vor allem psychologischer Art, konnte letzten Endes ein signifikantes Absinken der nosokomialen Infektionen im Tätigkeitsbereich dieser Hygieneschwestern (um 18%) festgestellt werden. Dabei wurden bei einem Großteil eine konsequente Surveillance bzw. Erfassung der Krankenhausinfektionen durchgeführt und neue, zweckmäßige pflegerische Maßnahmen veranlaßt. Dies ist leider bis heute die einzige europäische Studie in dieser Größe auf dem Gebiet der Hospital-Infektionen geblieben [1].

In der Zwischenzeit wurden Ausbildungskurse für Hygienefachkräfte in Stuttgart und Erlangen eingerichtet. Bisher wurden etwa 900 Schwestern ausgebildet, und 130 finden sich im hauptberuflichen bzw. halbtägigen Einsatz in dieser Funktion. Sie sind nach

Meinung vieler Kliniker zu sehr auf das theoretische Wissen einschließlich der Desinfektion abgestimmt und das klinisch/pflegerische, das eigentlich perfekt beherrscht werden sollte, kommt etwas zu kurz. Die Arbeitsplatzbeschreibung der Hygieneschwester räumt der unerläßlichen Erfassung der Erkrankungen nur 20% der Gesamtarbeitszeit ein, obwohl jede Hygieneschwester mit Erfahrung weiß, daß hierfür 40% ihrer Arbeitszeit notwendig sind. Ich bin überzeugt, auch dies wird sich im Laufe der Zeit entsprechend den Erfordernissen regulieren, man kann hieraus jedoch ersehen, daß die patientenbezogene Hospitalhygiene bei uns noch ganz in den Anfängen steckt. Nicht zuletzt ist daran auch das Fehlen ausgebildeter klinischer Infektiologen schuld, die diese Schwestern sachkundig unterstützen könnten; denn jeder Kliniker weiß, wie schwierig das Erkennen von nosokomialen Infektionen ist, und er weiß auch, daß letzten Endes der Fortschritt der Medizin zu einem Ansteigen von schweren Infektionen geführt hat.

Der hier geschilderte, etwas episodenhafte Rückblick auf die Entwicklung der Infektionskontrolle in den deutschen Krankenhäusern schien notwendig, um den katastrophalen Rückstand Deutschlands auf diesem medizinischen Gebiet zu verstehen. Die Eigeninitiative der Großkliniken war nur sehr dürftig, und die meisten der einhalb Dutzend Hospitalhygieniker sind – in der Tat! – Veterinärärzte, obwohl sie eigentlich klinisch erfahrene Mediziner mit mikrobiologischer Ausbildung sein sollten. Manche Kliniken haben sogar nur Hygiene-Ingenieure, die sicherlich, wenn sie nicht allein auf weiter Flur stehen, in einem Hygieneteam sehr nützlich sein können. Die Möglichkeiten anderer Hygiene-Überwachungssysteme sollen gar nicht in Frage gestellt werden, jedoch kommt man erst bei der Verhütung und auch Behandlung der doch z. T. sehr schweren Hospitalinfektionen – die Pneumonien haben z. B. eine Letalität von 60% – nur schlecht weiter, wenn sich mit diesen Fragen nicht erfahrene Kliniker gemeinsam mit erfahrenen Mikrobiologen in einer Hygienekommission befassen.

Eine straff geführte Hospitalhygiene bzw. epidemiologische Kontrolle der einzelnen Erkrankungen gehört also in der Bundesrepublik zu den absoluten Seltenheiten. Es gibt sogar Universitätskliniken, in denen den Hygieneschwestern die Erfassung von Hospitalinfektionen untersagt ist. Und ich muß an dieser Stelle bekennen, ich hätte mich nicht in zahlreichen BGA-Kommissionssitzungen und anderen erwähnten Aktivitäten engagiert und ich hätte auch nicht Herrn Daschner nachdrücklich empfohlen, Hospitalhygieniker in Freiburg zu werden, wenn ich gewußt hätte, wie wenig Interesse und Initiative von den deutschen Klinikern während dieser langen Zeit ausging, um optimale Einrichtungen zur Überwachung und Bekämpfung von Infektionen zu schaffen. Die Infektionen sind zwar nicht alle vermeidbar aber deutlich reduzierbar. Bei uns erkrankt immerhin jeder 10. bis 20. Krankenhauspatient an einer nosokomialen Infektion. In den USA gibt es ein Heer von weit über 5000 hauptberuflichen Hygieneschwestern, denen einige hundert Hospitalhygieniker zur Seite stehen, dazu noch über 200 Infektiologen mit eigenen Lehrstühlen und Abteilungen.

Wenn die Zahl der Erkrankten um ein Fünftel reduziert werden kann, und dies ist erwiesenermaßen eine realistische Zahl (auch bei unserer Pilotstudie waren es 18%), dann werden damit in den USA jedes Jahr viele hundert Millionen Dollar gespart. Nach der umfassenden SENIC-Studie, über die wir noch näheres von Frau Garner hören werden, hat man ausgerechnet, daß allein durch die Reduktion der chirurgischen Wundinfektionen um 35%, die durch die Einführung der Kontrollschwestern zustandekam, das gesamte Infektionskontrollprogramm getragen werden könnte. Allerdings sind diese Zahlen bereits längst überholt. Sie stammen aus dem Jahr 1978. Abgesehen von der günstigen Kosten-Nutzen-Relation sind es vor allem die klinischen Maßnahmen, die den Patienten helfen, wozu wir als Ärzte bekanntlich verpflichtet sind.

Angesichts dieser Zahlen muß man allerdings auch über die Indolenz und Gleichgültigkeit unserer Gesundheitspolitiker staunen, die schon monatelang über ein Kostendämpfungsgesetz in der Medizin debattieren, ohne auch nur einmal den Begriff Infektionskontrolle in den Krankenhäusern zu erwähnen. Im Gegenteil, es waren sogar das Arbeitsministerium der vorausgegangenen Koalition und die Tarifkommission der Länder, die neben der Deutschen Krankenhausgesellschaft und den Gewerkschaften die Ausarbeitung der Richtlinien um viele Monate verzögert haben. Dazu kommt noch die Zurückhaltung der Länder, denn nur diese können die Richtlinien und Verordnungen machen. Daß es sich bei diesen Richtlinien um präjudizierte Gutachten handelt, darüber gibt es wohl kaum einen Zweifel, denn jedes Mitglied der BGA-Kommission ist mehr oder weniger als Gutachter bei einschlägigen Prozessen tätig. Dabei wird die Position der Krankenhäuser ohne Hygienekommission und ohne wirkungsvolle Infektionskontrolle vermutlich immer schwieriger. Zusätzlich ist seit einigen Jahren schon durch den Bundesgerichtshof mehrmals auf eine Beweislastumkehr bei Hospitalinfektionen entschieden worden. Das bedeutet, daß der Arzt nachweisen muß, alles Erdenkliche getan zu haben, um eine Infektion zu vermeiden.

Glücklicherweise ändern sich die Zeiten. Die Mehrzahl der Länder hat im letzten Jahr die BGA-Richtlinien grundsätzlich akzeptiert, jedoch noch keine Konsequenz daraus gezogen. Aber in diesem Jahr haben Nordrhein-Westfalen und vor allem Berlin die BGA-Richtlinien, die einer modernen, patientenbezogenen Krankenhaushygiene entsprechen, anerkannt, was bedeutet, daß sie dort Verordnungskraft haben.

Literatur

[1] Sirch, W.: Hospitalinfektion, Verhütung, Kontrolle und Bekämpfung. Erfahrungen mit der Institutionalisierung der Richtlinien des Bundesgesundheitsamtes anhand einer Pilotstudie von W. Marget, F. Daschner, H. Hirsch, W. A. Müller unter Mitarbeit von U. Niehus, L. Zänker, A. Frese, H. André, L. Weber. Urban & Schwarzenberg, München 1980.

Im Krankenhaus erworbene Harnwegsinfektionen: Gegenwärtiger Stand und zukünftige Trends

William Schaffner

Einleitung

Harnwegsinfektionen sind die häufigsten nosokomialen Infektionen überhaupt. Zahlreiche Analysen in den Krankenhäusern der USA haben gezeigt, daß Harnwegsinfektionen 35–45% aller im Krankenhaus erworbenen Infektionen ausmachen. Ungefähr 2% der Patienten erleiden in unseren Krankenhäusern eine derartige Infektion nach ihrer stationären Aufnahme. Es ist geschätzt worden, daß über eine halbe Million Patienten in den USA jährlich eine nosokomiale Harnwegsinfektion erleiden. Allein das Ausmaß des Problems führt dazu, daß nosokomiale Harnwegsinfektionen einen Schwerpunkt in der Tätigkeit des Personals zur Infektionskontrolle darstellen.

Es gibt darüber hinaus zwei weitere Gründe, warum im Krankenhaus erworbene Harnwegsinfektionen wichtig sind. Erstens kann der infizierte Harntrakt die Quelle für Bakteriämie und Sepsis werden. Es wird geschätzt, daß mindestens 1% der Patienten mit nosokomialer Bakteriurie eine Bakteriämie entwickelt. In unserem Krankenhaus entsteht eine nosokomiale Bakteriämie häufig mit Erregern, die zunächst den Harntrakt infizieren. Bei ungefähr 12% unserer nosokomialen Sepsisfälle geht eine Harnwegsinfektion mit demselben Erreger voran. Bei anderen wird dieser Zusammenhang sogar mit 30–40% der Fälle angegeben. Weil viele dieser Patienten bereits an einer schweren Grundkrankheit leiden, erreicht die Mortalitätsrate bei derartigen septischen Zwischenfällen nahezu 30%.

Der zweite Grund ist, daß der infizierte katheterisierte Harntrakt zum Reservoir mehrfach resistenter Bakterien für nosokomiale Infektionen werden kann. Aus Gründen, auf die später noch ausführlich eingegangen werden soll, weisen Bakterien, die nosokomiale Harnwegsinfektionen verursachen, mit größerer Wahrscheinlichkeit Resistenz gegenüber mehreren Antibiotika auf. Das gilt besonders für Intensivstationen, wo nahezu alle Patienten Blasenkatheter haben und wo viele Patienten einer intensiven Antibiotikatherapie bedürfen. Wenn unter diesen Bedingungen ein Erreger in den Harntrakt des Patienten eindringt, kann er sich rasch auf andere Patienten in der Station verbreiten. Da regelmäßig neue Patienten auf die Station aufgenommen werden, unterliegen sie einem hohen Risiko, diese Infektion auch zu erwerben und dadurch zum Fortbestand des Keimreservoirs beizutragen. Wenn darüber hinaus die Patienten die Station verlassen und auf eine andere verlegt werden, nehmen sie den mehrfachresistenten Erreger mit. Kreuzinfektionen können daher in mehreren Bereichen des Krankenhauses gleichzeitig auftreten. Das Problem muß noch nicht einmal enden, wenn der Patient aus dem Krankenhaus entlassen wird. Einige dieser Patienten bleiben mit einer chronischen Harnwegsinfektion mit einem mehrfach-resistenten Erreger belastet.

Wenn diese Patienten zu einem späteren Zeitpunkt erneut ins Krankenhaus aufgenommen werden, können sie den Erreger wiederum einschleppen und als Reservoir für einen neuen Zyklus von Kreuzinfektionen dienen.

Vor ein paar Jahren bestand an unserem Krankenhaus eine langdauernde Epidemie mit einem mehrfach-resistenten Serratia marcescens-Stamm, wobei das Geschehen wie oben beschrieben ablief. Die ersten Harnwegsinfektionen traten in der Intensivstation der Neurochirurgie auf; von dort verbreiteten sich die Erreger in der chirurgischen Intensivstation und von da in mehreren anderen Stationen. Während der Epidemie wurde dieser nosokomiale Erreger bei mehreren chirurgischen Wundinfektionen isoliert, bei Bakteriämien und Pneumonien genauso wie bei Harnwegsinfektionen. Da dieser Erreger gegenüber allen seinerzeit handelsüblichen Antibiotika resistent war, entstanden bei der Behandlung der auftretenden Infektionen schwierige Probleme. Trotz aller nur möglichen Anstrengungen zur Unterbrechung der Kreuzinfektionen konnte dieser mehrfachresistente Bakterienstamm fast vier Jahre lang in unserem Krankenhaus nachgewiesen werden. Dieser Vorfall ist eine eindringliche Lektion über die Bedeutung der Kontrolle nosokomialer Harnwegsinfektionen.

Eine Mahnung zur Vorsicht ist vielleicht notwendig. Die meisten Patienten, die Blasenkatheter benötigen und als Komplikation eine Infektion entwickeln, zeigen meist einen recht günstigen Verlauf. Viele entwickeln keinerlei Symptome, und die Infektion verschwindet spontan, wenn der Katheter gezogen wird. Eine kurzfristige Antibiotika-Therapie hilft den meisten anderen. Viele Kliniker betrachten daher derartige Infektionen als einen relativ harmlosen Aspekt der stationären Behandlung. Andererseits haben wir bei manchen Patienten nosokomiale Harnwegsinfektionen mit lebensbedrohlichen Konsequenzen gesehen. Um diese schwer verlaufenden Infektionen zu vermeiden, müssen wir das Infektionsrisiko für alle Patienten vermindern. Daher wird die Prävention von Harnwegsinfektionen der Angelpunkt der Kontrolle nosokomialer Infektionen überhaupt. Ein wesentlicher Bestandteil derartiger Programme ist die Unterrichtung der an dem Krankenhaus tätigen Kliniker.

Ätiologie

Gramnegative Stäbchenbakterien aus der Gruppe der Enterobacteriaceae werden am häufigsten bei im Krankenhaus erworbenen Harnwegsinfektionen isoliert (Tabelle 1). Unter diesen ist Escherichia coli der häufigste Erreger. Proteus, Pseudomonas aeruginosa, Klebsiella und Enterobacter sind die wesentlichen Erreger der verbleibenden Infektionen. Streptokokken der serologischen Gruppe D (Enterokokken) sind die wichtigsten grampositiven Erreger; dabei gleichen ihr Standort und Verhalten weitgehend dem der gramnegativen Stäbchenbakterien. Die Quelle der meisten dieser Erreger ist die Darmflora der Patienten selbst. Durch die Krankenhausaufnahme und durch die Antibiotika-Therapie ändert sich die Zusammensetzung der Darmflora. Diese veränderte Flora enthält dann Bakterien mit relativ höherer Antibiotikaresistenz, besonders Klebsiella, Proteus und Pseudomonas. Auch Candida-Arten gewinnen an Bedeutung. Wenn nosokomiale Harnwegsinfektionen auftreten, ist es daher wahrscheinlich, daß sie auf antibiotikaresistente Erreger zurückzuführen sind.

Tabelle 1 Erreger, die nosokomiale Harnwegsinfektionen verursachen

Erreger	Häufigkeit (%) CDC, 1976	Vanderbilt, 1983
Escherichia coli	32	25
Streptococcus, Gruppe D	14	19
Proteus-Providencia	10	6
Pseudomonas aeruginosa	9	17
Klebsiella spp.	9	7
Candida spp.	4	11
Enterobacter spp.	4	6
Staphylococcus		
koagulase-negativ	3	<1
koagulase-positiv	2	<1
Serratia spp.	2	<1
Andere	10	<1

Ein Vergleich der Erreger nosokomialer Harnwegsinfektionen im Jahre 1976 (Daten des CDC) mit den Erregern in unserem Krankenhaus im Jahre 1983 ist in Tabelle 1 dargestellt. Obwohl das allgemeine Muster der Isolate weitgehend ähnlich ist, werden einige Unterschiede offensichtlich. Escherichia coli ist der häufigste Erreger in beiden Serien. Diese Stämme, die normalerweise gegenüber Antibiotika sehr empfindlich sind, verursachten jedoch in dem Vanderbilt University Hospital im letzten Jahr einen geringeren Anteil an Infektionen. Gegenläufig dazu sind sie durch antibiotikaresistentere Erreger ersetzt worden, besonders Pseudomonas aeruginosa (Verdoppelung des Vorkommens) und Enterokokken. Wir glauben, daß diese Verschiebungen Veränderungen seitens der Patienten widerspiegeln; die Patienten haben ein höheres Lebensalter, leiden an schwereren Grundkrankheiten, und es zeigt sich die Tendenz, daß sie länger im Krankenhaus und auch länger in der Intensivstation verbleiben. Im allgemeinen erhalten sie auch eine massivere Antibiotika-Therapie, häufig mit zwei oder drei Substanzen während bestimmter Zeitabschnitte ihres Krankenhausaufenthaltes. Alle diese Gegebenheiten fördern das Vorkommen nosokomialer Harnwegsinfektionen, und zwar insbesondere mit antibiotikaresistenten Erregern. Wie andere auch glauben wir, daß die allmähliche Zunahme der Enterokokken-Infektionen einen Zusammenhang mit dem zunehmenden Verbrauch der Drittgeneration von Cephalosporinen in unserem Krankenhaus aufweist. Diese Substanzen, die gegenüber Enterokokken nicht wirksam sind, scheinen ganz besonders zu Superinfektionen mit diesen Erregern bei den Patienten beizutragen.

Bemerkenswert ist auch der überraschende dreifache Anstieg der durch Candida verursachten Infektionen. Diese Hefen werden ebenfalls durch Bedingungen begünstigt, bei denen die normale Darmflora durch Antibiotika-Therapie vermindert worden ist. Diese Verschiebungen sind zufälligerweise denen sehr ähnlich, wie wir sie bei den nosokomialen Isolaten aus dem Blut berichtet haben.

Aus den hier dargestellten Beobachtungen ziehe ich den Schluß, daß das Spektrum der Erreger, die im Krankenhaus Harnwegsinfektionen verursachen, nicht statisch ist; es wechselt mit der Zeit. Und der Trend hat eine beunruhigende Richtung; langsam aber sicher entwickelt sich ein Spektrum von antibiotikaresistenten Erregern.

Eine andere Beobachtung verdient ebenfalls erwähnt zu werden. Die spezifische Verteilung der Erreger von Harnwegsinfektionen kann in verschiedenen Krankenhäusern variieren. Unser medizinisches Zentrum ist z. B. mit vier Krankenhäusern in der Stadt assoziiert: dem Universitätskrankenhaus, dem Krankenhaus für Veteranen, einem privaten Krankenhaus und einem städtischen Krankenhaus. Obwohl es sich jeweils um separate Institutionen handelt, liegen sie räumlich sehr eng beisammen. Dasselbe Personal und dieselben Studenten arbeiten in allen vier Krankenhäusern; einige Fakultätsmitglieder besuchen ebenfalls Patienten in mehr als einer Institution. Die Zusammensetzung der Patienten ist jedoch in den vier Krankenhäusern deutlich unterschiedlich, und die Vorgaben, mit denen der Antibiotikagebrauch geregelt wird, unterscheidet sich ebenfalls in den einzelnen Häusern. Es ist daher nicht überraschend, daß Unterschiede zutage treten, wenn die Epidemiologen dieser vier Häuser ihre Daten über nosokomiale Infektionen vergleichen. Ich selbst habe vor allem mit Pseudomonas und Enterokokken zu tun, ein anderer hat ein chronisches Problem mit Pseudomonas und Klebsiella, ein dritter hat eine Zunahme mit Enterobacter-Infektionen bemerkt usw. Auch die Muster der Antibiotikaresistenzen unterscheiden sich in allen vier Häusern. Wenn wir daher nosokomiale Harnwegsinfektionen verstehen und kontrollieren wollen (und wir darüber hinaus die vorkommenden Infektionen angemessen behandeln wollen), müssen wir die Ökologie nosokomialer Infektionen innerhalb des eigenen Krankenhauses verstehen. Dazu ist ein Überwachungssystem unerläßlich. Wir müssen also Daten über das Vorkommen nosokomialer Infektionen in einer zuverlässigen Form sammeln, und wir müssen die Daten analysieren und eine Übersicht gewinnen, um ein geeignetes Vorgehen innerhalb einer Institution zu etablieren.

Risikofaktoren

Die instrumentelle Untersuchung des Harntraktes ist der wesentlichste Faktor bei der Entwicklung von Harnwegsinfektionen im Krankenhaus. Nur 10–20% der Patienten, die im Krankenhaus eine Bakteriurie entwickeln, sind nicht instrumentell untersucht oder behandelt worden. Diese Patienten sind nicht sehr ausführlich untersucht worden, und die Pathogenese ihrer Infektionen bleibt im Spekulativen. Zystoskopie und urologische operative Eingriffe wie z. B. transurethrale Prostataresektion und urethrale Dilatation sind jeweils für nur 5% der nosokomialen Harnwegsinfektionen verantwortlich. Im Gegensatz dazu ist der wichtigste Eingriff, der zu Infektionen prädisponiert, der Gebrauch von Blasenverweilkathetern zur Drainage des Blasenurins. Bis zu 75% der Harnwegsinfektionen im Krankenhaus sind mit derartigen Systemen assoziiert.

Das Risiko, eine Infektion zu erwerben, hängt sowohl mit dem Typ des Blasenverweilkatheters als auch der Dauer seiner Verwendung zusammen. Eine einmalige ganz kurzfristige Katheterisierung bei jungen Erwachsenen zieht nur in 1–2% der Fälle eine Infektion nach sich; bei älteren Frauen kann diese Prozedur jedoch in ungefähr 10% der Fälle durch Infektionen kompliziert werden. Das größte Infektionsrisiko ist mit dem Gebrauch von Langzeit-Blasenverweilkathetern verbunden. Die ersten Blasenkatheter-Drainagesysteme, die benutzt wurden, waren offen; d. h. der Katheter wurde einfach in eine Urinsammelflasche gesteckt, die auf dem Fußboden stand. Unter diesen Umständen wurden praktisch alle Katheter innerhalb weniger Tage infiziert. Heutzutage ist natürlich das Infektionsrisiko deutlich reduziert durch den Gebrauch von sterilen, geschlossenen Drainagesystemen. Je länger der Katheter jedoch verbleibt, um so größer ist die Wahrscheinlichkeit, daß eine Infektion auftritt. Da viele Patienten Blasenkatheter für höchstens vier Tage benötigen, führt der Gebrauch der Katheter bei der Mehrzahl dieser Patienten nicht zu einer Infektion. Es ist jedoch festzuhalten, daß das Risiko einer Bakteriurie zwischen 5 und 10% beträgt für jeden Tag, den der Katheter liegt; bei alten Patienten in Intensivpflegeeinheiten kann das Risiko wesentlich höher sein. Aus dem Blickwinkel der Infektionskontrolle ist es daher wichtig, die Katheter so kurz als möglich zu verwenden.

Pathogenese

Man nimmt an, daß die Bakterien durch drei Mechanismen Zugang zur Blase finden:

1. Die Bakterienflora an der Harnröhrenöffnung kann mit dem Katheter bei dessen Insertion direkt in die Blase geschoben werden. Mit der gegenwärtigen aseptischen Technik sollte das kein wesentliches Problem darstellen. Lokale Abwehrmechanismen eliminieren üblicherweise diese Bakterien, und es ist heute selten, daß man innerhalb der ersten wenigen Tage nach der Katheterisierung einen Patienten mit einer katheterbedingten Bakteriurie findet.
2. Bakterien, die aus einem kontaminierten Drainagebeutel stammen, können im Lumen des Katheters in die Blase aufsteigen. Das war vor 15 bis 20 Jahren der wichtigste Infektionsweg. Bei dem heutigen Gebrauch geschlossener steriler Drainagesysteme und aseptischen Pflegetechniken lassen sich nur noch ganz wenige Infektionen darauf zurückführen; kürzliche Studien lassen vermuten, daß nur 10% der Infektionen durch diesen Mechanismus entstehen. Es ist entscheidend, ein korrektes Funktionieren des Drainagesystems zu gewährleisten, um zu verhindern, daß Bakterien im Katheterlumen aufsteigen. Jedesmal wenn der Katheter vom Drainagesystem getrennt wird (versehentlich, zur Gewinnung von Urin oder zur Blasenspülung), besteht ein großes Risiko, daß Bakterien in das System gelangen.
3. Es ist eine geläufige Vorstellung, daß die Bakterien an der Außenseite des Katheters entlangwandern, und zwar in dem dünnen Film von Urethralflüssigkeit, der sich zwischen dem Katheter und der Schleimhautoberfläche befindet. Patienten, deren Meatus oder Periurethralregion mit Erregern von Harnwegsinfektionen kolonisiert ist, entwickeln mit größerer Wahrscheinlichkeit eine Infektion. Diese beweglichen Bakterien aus dem Darmtrakt können in der Schleimschicht auf der Außenseite des Katheters in die Blase wandern.

Kreuzinfektionen, d. h. der Transfer von Erregern von einem Patienten zum anderen, kommen am häufigsten in solchen Situationen vor, wo mehrere Patienten mit Blasenverweilkathetern zusammengruppiert werden und wo die medizinische Versorgung sehr hektisch abläuft, wie z. B. in Intensivstationen. Die Hände des Pflegepersonals, die vorübergehend kontaminiert werden, sind das wichtigste Vehikel bei der Übertragung von Kreuzinfektionen. Die Hände können direkt am Patienten mit Bakterien kontaminiert werden, aber auch an der kontaminierten äußeren Oberfläche des Drainagesystems und an Gegenständen, wie z. B. Urinsammelbehältern und Urometern. Anstrengungen zur Infektionskontrolle, die auf die Unterbrechung von Kreuzinfektionen abzielen, erfordern eine äußerst sorgfältige Händereinigung zwischen den einzelnen Patientenkontakten und eine zuverlässige Reinigung und Desinfektion von Sammelflaschen und Urometern. Einige Punkte, die in diesem Zusammenhang zur Infektionskontrolle wichtig sind, sind in Tabelle 2 zusammengefaßt.

Tabelle 2 Verhütung von nosokomialen Harnwegsinfektionen

- Gebrauch von Kathetern nach Möglichkeit vermeiden, besser eine intermittierende Katheterisierung als ein Verweilkatheter
- Verweilkatheter für den kürzestmöglichen Zeitraum
- aseptische Insertion
- geschlossenes steriles System
- sorgfältige Katheterpflege durch das Pflegepersonal
  - Händereinigung
  - keine Unterbrechung des Systems
  - keine gemeinsame Verwendung von Urinsammelbehältern oder Urometern

Weitere Gesichtspunkte zur Prävention

Es bot sich an, durch die gleichzeitige Gabe von Antibiotika zu versuchen, die katheterassoziierte Infektion zu verhindern; die Applikation erfolgte dabei entweder systemisch oder durch Spülung der Blase. Die Resultate waren enttäuschend. Eine kontrollierte Studie, bei der die Blase mit Antibiotika gespült wurde, zeigte keinerlei Reduktion der Infektionsraten. Wenngleich einige Studien zeigten, daß die systemische Antibiotikaprophylaxe das Vorkommen der Bakteriurie bei kurzfristig katheterisierten Patienten verminderte, konnten die Infektionsraten bei Patienten, die langzeitig katheterisiert werden mußten, nicht beeinflußt werden. Wenn Infektionen auftraten, so wurden sie außerdem durch Bakterienstämme verursacht, die gegenüber den prophylaktisch verwendeten Antibiotika resistent waren. Außerdem sind weitere Gesichtspunkte zu berücksichtigen, wie z. B. Nebenwirkungen, die Prädisposition für nosokomiale Infektionen mit antibiotikaresistenten Stämmen an anderer Lokalisation, das unabwendbare Risiko einer zunehmend resistenteren Krankenhausflora und unnötige Kosten. Wir raten daher in den USA konsequent von dem prophylaktischen Einsatz von Antibiotika ab, wenn es darum geht, katheterassoziierte Infektionen zu vermindern.

Ein anderer Ansatz zur Prävention war der Einsatz von Desinfektionsmitteln zur Reinigung des Überganges zwischen Katheter und Meatus. Dieses Vorgehen, das vor einiger Zeit in praktisch allen Krankenhäusern der USA praktiziert wurde, erwies sich in einer kürzlichen Studie als ineffektiv. Aufgrund der lokalen Schleimhautreizung und Manipulation scheint dieses Verfahren sogar die Infektionsneigung zu erhöhen. Wir haben diese Maßnahme völlig aufgegeben.

Die Hersteller von Kathetern und Drainagesystemen haben viele Gedanken darauf verwendet, Einheiten mit dem Ziel zu entwickeln, das Risiko einer Infektion zu verzögern. In diesem Zusammenhang sind Katheter aus verschiedenen Materialien zu nennen, Katheter mit Polymerüberzug, mit Antibiotika- oder PVP-Jod imprägnierte Katheter, Sammelbeutel mit verschiedenen Belüftungsstutzen oder Antirefluxventilen usw. Unglücklicherweise werden diese Einheiten gewöhnlich auf den Markt gebracht, bevor sie in prospektiven kontrollierten Studien konsequent getestet wurden. Für keine dieser Erneuerungen konnte gezeigt werden, daß sie in der Lage waren, Infektionen zu reduzieren. Kürzlich haben wir in mehreren sorgfältigen klinischen Studien den Effekt einer Instillation von Wasserstoffperoxid oder anderen Desinfektionsmitteln in die Katheterbeutel untersucht. Es konnte wiederum keine Reduktion der Infektionsraten dokumentiert werden.

Die Zukunft

Wenngleich meine Ausführungen etwas entmutigend geklungen haben mögen, möchte ich betonen, daß Daten verschiedener Untersuchungen darauf hinweisen, daß in den USA das Risiko nosokomialer Infektionen, assoziiert mit Blasenkathetern, allmählich aber stetig innerhalb der letzten 10 Jahre geringer geworden ist. Dieser erfreuliche Trend ist auf die zunehmende Akzeptanz von rigorosen Maßnahmen zur Infektionskontrolle zurückzuführen, und zwar seitens der Ärzte, Schwestern und Krankenhausträger. Wir dürfen in unseren Anstrengungen nicht nachlassen, damit sich diese Entwicklung fortsetzen kann.

Es ist jedoch auch offensichtlich, daß innerhalb der vergangenen Dekade keine substantiell neuen Konzepte zustandegekommen sind. Einige neue Ansätze sind im Entstehen begriffen, die aber erst näher erforscht werden müssen. Es mag z. B. an der Zeit sein, noch einmal sorgfältig die Vorteile von suprapubischer Katheterisierung oder des Gebrauchs kleinlumiger Katheter ohne Rückhalteballons zu studieren. Beide Techniken könnten u. U. eine schnellere Wiederherstellung der normalen Entleerungsfunktion der Blase erlauben. Falls sich dieses Prinzip bestätigen läßt, könnten derartige Katheter für kürzere Perioden benutzt werden, und damit würde das größte Infektionsrisiko, nämlich die Dauer der Katheterisierung, reduziert.

Ich glaube, daß der Zeitpunkt für einen neuen Beginn gekommen ist. Ich möchte vorschlagen, daß Gruppen, die die interessierten Parteien repräsentieren (die Hersteller, die Kliniker, die Mikrobiologen und Epidemiologen), regelmäßig zusammenkommen, um das wichtige Problem der Katheterinfektion zu überdenken. Ein derartiger kooperativer Ansatz sollte zu neuen Ideen führen. Dann würden die notwendigen Laboratoriumsstudien folgen, der Prototyp eines Kathetersets könnte produziert werden und Pilotstudien beginnen. Falls die Pilotstudien günstig verlaufen, sollten anschließend rigorose klinische Studien unternommen werden. Dieses Vorgehen scheint folgerichtig zu sein; was uns fehlt, sind neue Ideen. Ich bin ein Optimist und glaube, daß bei einer solchen Kooperation neue Ideen entstehen werden.

Literatur

[1] Burke, J. P., Garibaldi, R. A., Britt, M. R., Jacobson, J. A., Conti, M., Alling, D. W.: Prevention of Catheter-Associated Urinary Tract Infections. Efficacy of Daily Meatal Care Regimens. Am. J. Med. 1981; 70: 655–658.
[2] Garibaldi, R. A.: Hospital Acquired Urinary Tract Infection. In: Wenzel, R. P., ed. *Handbook of Hospital Acquired Infections*. Boca Raton, Florida: CRC Press, 1981: 513–537.
[3] Kunin, C. M.: *Detection, Prevention and Management of Urinary Tract Infections*. 3rd ed. Philadelphia: Lea and Febiger, 1979.
[4] Kunin, C. M.: Urinary Tract Infections. In: Bennett, J. V., P. S. Brachman, eds. *Hospital Infections*. Boston: Little, Brown and Company, 1979: 239–254.
[5] Stack, R. P., Maki, D. G.: Bacteriuria in the Catheterized Patient. What Quantative Level of Bacteriuria is Relevant? N. Engl. J. Med. 1984; 311: 560–564.
[6] Thompson, R. L., Haley, C. E., Searcy, M. A., Guenthner, S. M., Kaiser, D. L., Groschel, D. H. M., Gillenwater, J. Y., Wenzel, R. P.: Catheter-Associated Bacteriuria. Failure to Reduce Attack Rates Using Periodic Instillations of a Disinfectant Into Urinary Drainage System. JAMA 1984; 251: 747–751.
[7] Turck, M., Stamm, W.: Nosocomial Infection of the Urinary Tract. Am. J. Med. 1981; 70: 651–654.

Nosokomiale Lungeninfektionen in den 80er Jahren: Chancen zur Verhütung und Herausforderung bei der Behandlung

Richard E. Dixon

Einleitung

Nosokomiale Lungeninfektionen sind eine wichtigere Ursache von Erkrankungen und Todesfällen als andere klinische Infektionen, sie verursachen durchschnittlich größere Kosten pro Patient [1]. Diese Lungeninfektionen werden sicher in Zukunft ein noch schwerwiegenderes Problem darstellen, da zunehmend Personen mit einer in dieser Hinsicht erhöhten Gefährdung behandelt werden und da weltweit Überlegungen über die steigenden Kosten im Gesundheitswesen angestellt werden. Wir müssen daher wirksame Techniken entwickeln, um diese Infektionen soweit möglich zu verhindern und um sie effektiv zu behandeln, wenn eine Prävention nicht möglich ist. In dieser Abhandlung werde ich den gegenwärtigen Stand ausgewählter Verfahren zur Prävention und Behandlung zusammenfassend darstellen, und ich werde dabei auf die ökonomischen Konsequenzen unserer Bemühungen besonders abheben.

Epidemiologie

Häufigkeit und Schwere des Krankheitsbildes

In den USA erleiden ungefähr 5% der hospitalisierten Patienten eine nosokomiale Infektion, und ungefähr 15% dieser Infektionen betreffen den Respirationstrakt [2]. Das führt dazu, daß 1984 ungefähr 275 000 nosokomiale Lungeninfektionen in den USA vorkommen werden. Im Durchschnitt haben diese Infektionen eine höhere Mortalitätsrate als häufige nosokomiale Infektionen mit anderer Lokalisation [1]; außerdem sind sie in der Behandlung teurer als nosokomiale Infektionen des Harntraktes, Wundinfektionen oder Septikämien [3].

Prädisponierende Faktoren

In Tabelle 1 sind die wichtigsten Faktoren seitens des Patienten und des therapeutischen Vorgehens wiedergegeben, die die Gefährdung für nosokomiale Atemwegsinfektionen erhöhen. In der 1. Phase des SENIC-Projektes (Study on the Efficacy of Nosocomial Infection Control), die von den Centers for Disease Control der USA durchgeführt wurde und fast 170 000 Patienten in 338 Krankenhäusern erfaßte, wurde herausgefun-

Tabelle 1 Die wichtigsten Merkmale des Patienten und medizinische Maßnahmen, die nosokomiale Lungeninfektionen begünstigen

Merkmale des Patienten	Medizinische Maßnahmen
Männliches Geschlecht	Chirurgische Eingriffe
Fortgeschrittenes Alter	Kontinuierliche Respiratortherapie
Chronische Lungenerkrankung	und andere Formen der Beatmungstherapie
Andere schwere Erkrankungen	Aufenthalt in der Intensivstation
Vorangehende Infektion mit anderer Lokalisation	

den, daß die Empfänglichkeit des Patienten einen wichtigen Einfluß auf das Vorkommen dieser Erkrankungen hatte. Für Männer war das Infektionsrisiko fast 70% höher als bei Frauen; Patienten mit zugrundeliegenden chronischen Lungeninfektionen hatten ein nahezu 3fach höheres Risiko als solche ohne eine derartige Vorgeschichte. Ein weiterer wichtiger Punkt ist das Alter; bei den 65jährigen Patienten wurden 14 von 1000 von einer Pneumonie betroffen, bei den 30jährigen betrug die Häufigkeit nur 5 von 1000. Wie auch bei anderen nosokomialen Infektionen wurde das Risiko für Atemwegsinfektionen durch weitere infektiöse Prozesse deutlich erhöht; eine vorangehende, außerhalb des Krankenhauses erworbene Infektion erhöhte das Risiko ungefähr um den Faktor 3, eine vorangegangene nosokomiale Infektion vergrößerte das Risiko nahezu 5fach [2].

Ein weiterer wichtiger Faktor zur Bestimmung des Risikos von Lungeninfektionen ist die Ursache des Krankenhausaufenthaltes. In der SENIC- und anderen Studien waren besonders solche Patienten durch nosokomiale Pneumonien gefährdet, die sich einem chirurgischen Eingriff unterziehen mußten, und nahezu 75% aller nosokomialen Pneumonien betrafen Patienten, die eine Operation hinter sich hatten [2]. Das höchste Risiko war dabei mit Eingriffen am Thorax und im oberen Abdomen verbunden; Stationen für Thoraxchirurgie, Neurochirurgie und Allgemeine Chirurgie sind mit einem höheren Risiko belastet als gynäkologische, orthopädische oder urologische Stationen [2].

Die Verwendung von Beatmungsgeräten scheint der wichtigste Risikofaktor überhaupt für nosokomiale Pneumonien zu sein. In der SENIC-Studie hatten Patienten mit kontinuierlicher Beatmung eine 19fach höhere Pneumonierate als solche ohne Beatmung [2]. In einer anderen umfangreichen Studie von Cross et al. [4] lag die Pneumonierate bei Patienten ohne Beatmung bei 3 pro 1000, während bei Patienten mit assistierter Beatmung die Pneumonierate 77 pro 1000 betrug, was einer mehr als 25fachen Differenz entspricht. Das höchste Risiko betraf Patienten mit kontinuierlicher Beatmung oder Tracheotomie.

Die Aufnahme in Intensivstationen ist ein weiterer prädisponierender Faktor für nosokomiale Lungeninfektionen. Hohe Infektionsraten bei diesen Patienten erklären sich zum Teil aus der Schwere der Grundkrankheit, vorangegangenen chirurgischen Eingriffen und künstlicher Beatmung. Die Übertragung von nosokomialen Krankheitserregern von einer Person zur anderen in Intensivpflegestationen trägt vermutlich auch zu einem gewissen Teil zu dem erhöhten Risiko bei.

Krankheitserreger, die nosokomiale Infektionen des Respirationstraktes verursachen

Allgemein läßt sich feststellen, daß die Krankheitserreger, die Infektionen des Respirationstraktes verursachen, in den letzten Dekaden gewechselt haben; dabei ist eine relative Abnahme der grampositiven und eine Zunahme der gramnegativen Erreger festzustellen. Desgleichen haben Pilze, Viren und Parasiten zugenommen.

Teilweise ist diese Verschiebung des Erregerspektrums eher ein Eindruck als ein reales Geschehen, da sich hierin Verbesserungen in der Diagnose niederschlagen, wie sich z. B. für die Infektion mit Legionella zeigen läßt. Teilweise scheint jedoch die Änderung des Erregerspektrums real zu sein, sie ist auf eine erhöhte Anfälligkeit der Patienten zurückzuführen, da wir häufiger schwerkranke Patienten behandeln. Es gibt keine einheitliche Meinung darüber, in welchem Ausmaß ein ungeeigneter Antibiotika-Einsatz Infektionen mit opportunistischen Erregern fördert, sicherlich spielt er aber eine gewisse Rolle.

Die Erreger, die Infektionen des Respirationstraktes verursachen, werden durch verschiedene Faktoren beeinflußt (Tabelle 2). Personen, die sich einem chirurgischen Eingriff unterziehen müssen oder die beatmet werden, neigen zu Infektionen mit gramnegativen Bakterien [1]. Immunsupprimierte Patienten, wie z. B. nach Transplantationen, zeigen in der Phase direkt nach der Transplantation vorwiegend Infektionen mit gramnegativen Erregern; im weiteren Verlauf bestimmen opportunistische Erreger das Infektionsgeschehen [5]. Bei Karzinompatienten scheint die Art des Pneumonie-Erregers im wesentlichen davon abzuhängen, in welcher Institution die Patienten behandelt werden; einige weisen hohe Infektionsraten mit den bekannten gramnegativen Bakterien auf, während in anderen Bereichen hohe Raten von opportunistischen Erregern, wie z. B. Pneumocystis carinii, Zytomegalie-Viren und Pilze genannt werden [6].

Tabelle 2 Faktoren, die die Erreger nosokomialer Lungeninfektionen beeinflussen

1. Normale Flora des Nasopharynx
2. Aufenthalt in der Intensivstation
3. Immunsuppression
4. Vorangehende Antibiotikatherapie
5. Kontakt mit kontaminierten Geräten zur Beatmungstherapie

Herkunft der Erreger, die nosokomiale Pneumonien verursachen

Die Aspiration von Keimen aus dem Nasen-Rachenraum scheint für die meisten bakteriell bedingten Pneumonien verantwortlich zu sein, unabhängig davon, ob es sich um Krankenhauspatienten handelt oder nicht. In verschiedenen Studien wurde gezeigt, daß Eigenschaften des Patienten die Kolonisation mit gramnegativen Bakterien beeinflussen, d. h. ältere, kranke und hospitalisierte Patienten beherbergen häufiger gramnegative Bakterien als normale Kontrollpersonen [7, 8]. Bestimmte Grunderkrankungen, wie z. B. Alkoholkrankheit und Diabetes mellitus, führen ebenfalls zu einer höheren Kolonisationsrate mit gramnegativen Bakterien [9].

Beatmungsgeräte wurden bereits als Quelle von Infektionen mit gramnegativen Bakterien erkannt, als sie erst kurze Zeit in größerem Umfang eingesetzt worden waren [10]. Man konnte aufzeigen, daß die Kontamination der Schlauchsysteme, der Medikamente zur Aerosoltherapie und der Befeuchtungseinrichtungen Ursache zahlreicher Krankenhausepidemien durch gramnegative Pneumonie-Erreger war. Es wurden schließlich Verfahren zur Desinfektion dieser Geräte entwickelt, und sie scheinen in modernen Krankenhäusern kein relevantes Reservoir für pathogene Keime mehr zu sein [1].

Andere Geräte kommen selten als Ursache von nosokomialen Pneumonien in Betracht. Die Lungenaspergillose, die insbesondere bei stark immunsupprimierten Patienten, so z. B. nach Knochenmarktransplantation auftritt, konnte mehrfach auf Quellen in der Umgebung zurückgeführt werden [11]. Die nosokomiale Legionellose wird vermutlich in einigen Krankenhäusern durch kontaminierte Wasserleitungen verursacht; die Legionella-Arten werden dabei wahrscheinlich als Aerosol von diesen Quellen verbreitet [11]. Obwohl Oberflächen in der Umgebung, Abflüsse, Gemüse, Blumen und andere Quellen in einigen Berichten als Infektionsursache genannt worden sind, scheinen sie in den meisten Kliniken nur eine äußerst untergeordnete Rolle zu spielen.

Verbreitungswege

Die Übertragung von einer Person zur anderen scheint meistens für die Verbreitung von Krankheitserregern des Respirationstraktes in Krankenhäusern verantwortlich zu sein; dieser Übertragungsweg ist offensichtlich ganz besonders wichtig in Intensivpflegeeinheiten. Die Übertragung muß dabei nicht unbedingt direkt auf den Respirationstrakt des empfänglichen Patienten erfolgen; wenn derartige Stämme irgendwo auf dem Körper des Patienten haften können, führen sie innerhalb von einigen Tagen zur Kolonisierung der oberen Luftwege oder des Nasopharynx. Die mögliche aerogene Übertragung von nosokomialen Krankheitserregern ist sehr gewissenhaft untersucht worden. Obwohl einige Infektionen, wie z. B. nosokomiale Tuberkulose, Legionellose und Lungenaspergillose bei immunsupprimierten Patienten auf aerogene Kontamination zurückgeführt werden konnten, scheint dieser Übertragungsweg nur für eine kleine Anzahl von Lungeninfektionen, die in Krankenhäusern erworben werden, verantwortlich zu sein. In der Vergangenheit haben als Infektionsüberträger unter anderem kontaminierte Medikamente, die zur Aerosoltherapie verwendet wurden, eine große Rolle gespielt; in modernen Krankenhäusern scheinen sie jedoch einen unbedeutenden Mechanismus zur Verbreitung von Krankheitserregern des Respirationstraktes darzustellen.

Der weit verbreitete Gebrauch von Antibiotika ist als ein Faktor genannt worden, der die Ausbreitung von Krankheitserregern in Krankenhäusern fördert. Derartige Substanzen tragen eindeutig zur Kolonisierung mit resistenten Stämmen bei, wobei allerdings das Ausmaß bestimmt werden muß, in dem Antibiotika zur Verbreitung der resistenten Organismen beitragen.

Klinisches Vorgehen bei nosokomialen Infektionen des Respirationstraktes

Prävention

Die Faktoren, die für die größere Empfänglichkeit gegenüber derartigen Infektionen verantwortlich sind, sind gut bekannt; aber viele dieser Faktoren scheinen sich nur wenig beeinflussen zu lassen. Trotzdem hat die SENIC-Studie der CDC gezeigt, daß ein konsequentes Programm zur Kontrolle nosokomialer Infektionen einen deutlichen Einfluß auf ihre Häufigkeit haben kann. In dieser Studie wiesen Krankenhäuser ohne konsequente Kontrollprogramme einen vorübergehenden Anstieg nosokomialer Infektionen des Respirationstraktes für den Zeitraum 1970–1975/76 auf; Krankenhäuser mit Kontrollprogramm erreichten hingegen für denselben Zeitraum eine Reduktion dieser Infektionen (Haley, R. W.: Vortrag bei der Interscience Conference on Antimicrobial Agents and Chemotherapy, Miami, Florida, 1982). Wirkungsvolle Programme bestanden im allgemeinen aus einer konsequenten Erfassung der Infektionen und aus Kontrollprogrammen; die Krankenhäuser hatten pro 250 Betten eine Hygieneschwester, darüber hinaus betreute ein Arzt, der sich für die Infektionskontrolle interessierte, das Programm (Haley, R. W.: op. cit.). Diese Maßnahmen sind in den USA breit übernommen worden, andere Länder haben sich diesem Vorgehen entweder vollständig oder teilweise angeschlossen.

Andere Maßnahmen zu einer wirkungsvollen Prävention umfassen sorgfältigste Wartung von Beatmungsgeräten und Wachsamkeit zur Verhinderung der Infektionsübertragung zwischen den Patienten, indem bereits infizierte Patienten isoliert werden. Weiterhin ist häufiges regelmäßiges Händewaschen beim Personal nach der Patientenversorgung wichtig sowie ein aktives Bemühen, empfängliche Patienten möglichst wenig Maßnahmen (wie z. B. mechanischer Beatmung) auszusetzen, die mit einem hohen Infektionsrisiko verbunden sind.

Diagnose

Wenn eine nosokomiale Pneumonie trotz Präventionsmaßnahmen auftritt, sind eine rasche Diagnose und eine effektive Therapie entscheidend, wenn es darum geht, die hohe Mortalitätsrate und andere mit diesen Infektionen assoziierte Komplikationen zu vermindern. Unglücklicherweise lassen die derzeitigen Techniken zur Diagnose und Therapie viel zu wünschen übrig.

Traditionelle Kriterien zur Diagnose einer Pneumonie sind nicht spezifisch (Tabelle 3), denn viele nichtinfektiöse Zustände können eine Pneumonie vortäuschen. Die Kultur

Tabelle 3 Kriterien zur Diagnose einer Pneumonie

1. Klinische Anzeichen einer Infektion
2. Purulentes Sputum
3. Isolierung von fakultativ pathogenen Erregern aus dem Sputum
4. Infiltration der Lunge

des Sputums ist vermutlich die am weitesten verbreitete Methode, um eine Pneumonie zu diagnostizieren; dieses Verfahren hat jedoch nur eine ganz geringe diagnostische Spezifität. Da es praktisch unmöglich ist, die oberen Luftwege steril zu halten, lassen sich aus den meisten Sputen irgendwelche Bakterien anzüchten; welche Bakterien angezüchtet werden, hängt im wesentlichen davon ab, welche Keime den Patienten kolonisiert haben. Das führt dazu, daß Patienten, die Breitspektrumantibiotika erhalten haben oder die in einer Umgebung (wie z. B. einer Intensivstation) mit üblicherweise hohen Kolonisierungsraten sind, normalerweise positive Sputumkulturen haben, oft mit hochresistenten Stämmen.

Eine Gramfärbung des Sputums ist häufig ein zuverlässigerer Test, um eine bakterielle Pneumonie zu erkennen. Gut gewonnenes Untersuchungsmaterial, das man an der Anwesenheit von polymorphkernigen Leukozyten und dem Fehlen von Epithelzellen erkennen kann, zeigt im allgemeinen an, ob Bakterien in signifikanter Anzahl vorhanden sind. Verschiedene nichtinfektiöse Ursachen können allerdings ebenfalls zu einem polymorphkernigen Exsudat im Sputum führen. Dazu gehört auch das Liegen eines endotrachealen Tubus oder eine Tracheotomie; aber Bakterien werden nur selten in großer Menge gesehen, wenn sie keine signifikante pathogenetische Rolle spielen.

Blutkulturen und Kulturen der Pleuraflüssigkeit sind der kulturellen und mikroskopischen Untersuchung des Sputums überlegen, aber nur eine Minderheit der bakteriellen Pneumonien führen zu Bakteriämie oder Empyem. Ein positiver kultureller Befund von diesen Materialien ist daher außerordentlich nützlich, aber ein negativer Befund läßt keine sichere diagnostische Aussage zu.

Invasivere Untersuchungen können bei einzelnen Patienten notwendig sein. Die transtracheale Aspiration kann eingesetzt werden, um Sputum zur Kultur auf aerobe und anaerobe Bakterien, Pilze und Mykobakterien kulturell und mikroskopisch zu untersuchen, wenn der Patient nicht in der Lage ist, Sputum auf anderem Wege abzugeben. Transstracheale Aspiration oder Bronchoskopie mit einem geschützten Katheter oder Lungenbiopsie sind notwendig, um adäquates Untersuchungsmaterial für anaerobe Kulturen zu erhalten, denn abgehustetes Sputum ist dafür nicht geeignet. Immunsupprimierte Patienten sind häufig mit anderen Erregern als Bakterien infiziert, wobei weder Röntgenuntersuchungen noch Sputumkulturen oder mikroskopische Sputumuntersuchungen in der Lage sind, die Identität des Erregers abzuklären. Bei solchen Patienten ist ernsthaft zu erwägen, Lungengewebe zu gewinnen. Die offene Lungenbiopsie ist eine relativ ungefährliche Prozedur für die meisten Patienten, besonders wenn sie mit begrenzter Thorakotomie durchgeführt wird.

Die perkutane Nadelbiopsie oder die transbronchiale Biopsie sind ebenfalls in einzelnen Fällen sinnvoll, wenn das infizierte Gewebe durch die Biopsienadel erreicht werden kann, bzw. wenn das Infiltrat dicht ist. Diese diagnostischen Maßnahmen können jedoch versagen, da nur kleine Gewebestückchen gewonnen werden können.

Therapie

Die Behandlung einer Pneumonie erfordert eine effektive Antibiotikatherapie und weitere begleitende therapeutische Maßnahmen. Die Sauerstoff-Applikation ist nützlich, wenn der Patient hypoxämisch ist, aber die mechanische Beatmung mit intermittierend positivem Atemwegsdruck (IPPB) hat wenig Nutzen. Obwohl die Physiotherapie des Thorax weit verbreitet ist, muß der Wert dieser Maßnahme noch bewiesen werden.

Die Kultur des expektorierten Sputums ist zur Diagnose der Pneumonie nicht besonders nützlich, sie bleibt jedoch die Hauptstütze, um die adäquate Therapie für Patienten mit bakterieller Pneumonie festzulegen. Wenn ein spezifischer Erreger isoliert wurde, ist die Entscheidung über die Therapie relativ einfach: Es muß das Antibiotikum mit dem schmalsten wirksamen Spektrum, der geringsten Toxizität und den niedrigsten Kosten gewählt werden.

Die empirische Therapie stellt hingegen ein größeres Problem dar. Zu Beginn der Erkrankung ist selten die Identität des Infektionserregers bekannt, und die Gramfärbung des Sputums ermöglicht nur eine generelle Information über den Erreger. Die initiale Behandlung sowohl der nosokomialen als auch der nicht im Krankenhaus erworbenen Pneumonie erfordert daher zunächst eine empirische Therapie.

Es gibt wenige Daten, um uns bei der empirischen Wahl des Antibiotikums zu leiten. Viele klinische Studien, besonders mit neuen Antibiotika, sind mit immunsupprimierten oder granulozytopenischen Patienten durchgeführt worden, und diese Gruppe kann nicht mit der Mehrheit der Patienten verglichen werden, die eine nosokomiale Pneumonie haben. Studien mit den oben genannten Patientengruppen haben zu einem immer höher dosierten Antibiotikaverbrauch mit immer breiterem Spektrum geführt, und diese Substanzen werden darüber hinaus in immer häufigeren Intervallen verabreicht. Studien bei stark abwehrgeschwächten Patienten haben zu der Vermutung geführt, daß synergistische Antibiotika-Kombinationen nützlich sind; es gibt jedoch keine Daten, die belegen, daß Kombinationen zur Behandlung der meisten Patienten mit nosokomialen Pneumonien nützlicher sind als traditionelle, weniger teure Substanzen mit einem schmaleren Spektrum [12].

Der Einsatz von mehreren Breitspektrum-Antibiotika kann jedoch unerwünschte Nebenwirkungen haben. Oft ist nicht nur der Einsatz der speziellen Substanzen selbst teuer; der Einsatz von Antibiotika-Kombinationen in häufigen Dosierungen vergrößert darüber hinaus die Kosten durch aufwendigere Anwendungstechniken, wie z. B. Infusionsbestecke, und mehr Arbeit für die Apotheke und das Pflegepersonal, die diese Substanzen mischen und verabreichen.

Zunehmend wichtig ist die Entwicklung von Resistenzen gegenüber Antibiotika, wobei die Breitspektrum-Substanzen mit hoher Betalaktamase-Stabilität offensichtlich besonders wirksam die Entwicklung von Breitspektrum-Resistenz verursachen. Zu häufig entwickeln sich die Resistenzen unter der Therapie; und die Resistenz betrifft nicht nur das gerade verordnete Antibiotikum, sondern häufig auch nicht verwandte Substanzen [13].

Aus diesen Gesichtspunkten läßt sich die Folgerung ziehen, daß die empirische Therapie von Infektionen des Respirationstraktes ein kontroverses Thema bleibt, bei dem kein dogmatischer Standpunkt eingenommen werden kann. Es gibt jedoch Übereinstimmung über die generellen Richtlinien. Zunächst einmal gibt es keine widerstreitenden Ansichten darüber, daß eine echte Pneumonie bei einem kranken Menschen mit einem oder mehreren Breitspektrum-Antibiotika behandelt werden muß. Wenn jedoch eine endgültige Diagnose gestellt worden ist, sollte die Antibiotika-Therapie auf die Substanz mit dem schmalsten möglichen Spektrum oder eine entsprechende Kombination umgestellt werden. Immunsupprimierte und granulozytopenische Patienten mögen der synergistischen Therapie bedürfen, Patienten mit generell intakten Abwehrmechanismen benötigen jedoch nicht unbedingt eine bakterizide oder synergistische Therapie.

Wenn der Patient empirisch gegen eine Pneumonie behandelt wird, die Diagnose sich jedoch nicht mikrobiologisch bestätigen läßt, so sollte diese in Frage gestellt werden, denn es können – wie oben erwähnt – zahlreiche nichtinfektiöse Prozesse eine Pneumonie vortäuschen. Es ist zweckmäßig, alle Antibiotika abzusetzen und den Patienten unter Berücksichtigung aller Gegebenheiten neu zu untersuchen und zu beurteilen, wobei diese Strategie allerdings nicht für granulozytopenische Patienten geeignet ist.

Wenn ein immunsupprimierter Patient auf die Therapie nicht rasch anspricht oder die Ätiologie der Pneumonie nicht mit den initialen diagnostischen Maßnahmen ermittelt werden kann, sollten invasive Maßnahmen einschließlich der offenen Lungenbiopsie in Betracht gezogen werden.

Kostengesichtspunkte bei Lungeninfektionen

Die Kosten der medizinischen Versorgung steigen weltweit an, und es werden in breitem Umfang Anstrengungen unternommen, um diesen Kostenanstieg zurückzudrängen. Im Rahmen der prospektiven Kostenerstattung, wie sie kürzlich durch das Medicare-Programm der Vereinigten Staaten eingeführt worden ist, erhalten Krankenhäuser nur geringe oder überhaupt keine zusätzliche Vergütung, um im Krankenhaus auftretende Komplikationen zu behandeln; daraus resultiert ein starker Anreiz für die Krankenhäuser der USA, Maßnahmen einzuführen, die die Kosten reduzieren. Es ist wesentlich billiger, nosokomiale Infektionen zu verhüten, als sie zu behandeln, und das gilt für die nosokomiale Pneumonie wie für alle anderen Infektionen. Wie bereits oben erwähnt, haben Krankenhäuser mit einem effektiven Infektionskontrollprogramm wesentlich weniger Infektionen als Krankenhäuser ohne ein wirksames derartiges Programm. Wenngleich die Infektionskontrollprogramme selbst Kosten verursachen, sind diese doch relativ gering im Vergleich zu den Folgekosten unnötiger nosokomialer Infektionen. Wenn eine Infektion nicht verhütet werden kann, so muß sie effizient behandelt werden. Das beinhaltet mehrere potentiell kostensparende Techniken (Tabelle 4).

Tabelle 4 Potentiell kostensparendes Vorgehen bei der Behandlung einer Pneumonie

1. Keine Kulturen aus ungeeignetem Material anlegen
2. Die Bedeutung der mikroskopischen Sputumuntersuchung zur Diagnose und zur Auswahl der empirischen Therapie herausstellen
3. Das effektive, aber am wenigsten teure Antibiotikum zur Behandlung der Pneumonie auswählen
4. Klinisch milde verlaufende Infektionen bei immunkompetenten Patienten zu Hause behandeln
5. Abstand nehmen von therapeutisch nicht wirksamen „unterstützenden“ Behandlungsformen

Zunächst einmal müssen die diagnostischen Maßnahmen effizient sein. Verschiedene Untersucher haben festgestellt, daß Geld gespart werden kann, wenn das mikrobiologische Laboratorium es ablehnt, inadäquates Untersuchungsmaterial zu verarbeiten [14].

In die meisten Kalkulationen über Kostenersparnis sind die Einsparungen nicht eingeschlossen, die durch bessere Diagnose und präzisere Therapie erzielt werden können. Eine falsche Sputumkultur, in der die Flora der oberen Luftwege angezüchtet wird, und die so zu einer inadäquaten Therapie führt, ist sehr kostenintensiv: Der Patient bedarf entweder überhaupt keiner Therapie oder er wird, wenn er diese benötigt, vermutlich nicht effektiv behandelt, wenn die therapeutischen Maßnahmen auf inadäquaten Daten basieren. Die mikroskopische Sputumuntersuchung ist ein besonders geeigneter Suchtest, und er sollte sowohl vom Arzt als auch vom Laboratorium breiter eingesetzt werden. Andere diagnostische Maßnahmen sollten ebenfalls rational sein; agressive diagnostische Maßnahmen bei immunsupprimierten Patienten, unter Verwendung von Bronchoskopie, Lungenbiopsie oder anderen Techniken, um eine präzise Diagnose zu erstellen, sind vermutlich weit effizienter als eine lediglich auf Mutmaßungen beruhende empirische Antibiotikatherapie; viele dieser Patienten sind mit nichtbakteriellen oder ungewöhnlichen Erregern infiziert.

Zweitens muß die Behandlung effizient sein. Von unwirksamen Maßnahmen, wie z. B. dem Gebrauch mechanischer Beatmung mit intermittierend positivem Atemwegsdruck muß dringend abgeraten werden. Behandlungen mit fraglichem Wert, wie z. B. die Physiotherapie des Thorax, müssen erneut überdacht werden.

Wie bereits oben diskutiert, scheinen kostenintensive Kombinationen von bakteriziden Breitspektrum-Antibiotika für granulozytopenische Patienten mit Pneumonie vorteilhaft zu sein; ein Vorteil dieses Vorgehens bei Patienten mit nosokomialen oder nicht im Krankenhaus erworbenen Pneumonien ist im großen und ganzen unbewiesen. Es werden dringend gut geplante Studien benötigt, die die Standardtherapie mit traditionellen und kostengünstigen Substanzen derjenigen mit neuen und teureren Breitspektrum-Substanzen gegenüberstellen.

Wir müssen darüber hinaus auch andere Aspekte unserer bisherigen Praxis kritisch beleuchten. Müssen wir tatsächlich Antibiotika in hohen Dosen und in so häufiger Frequenz verwenden, wie allgemein empfohlen wird? Ist es notwendig, im Blut Antibiotika-Konzentrationen zu erreichen, die 100- bis 1000fach höher sind als die minimalen Hemmkonzentrationen der zu behandelnden Bakterien? Mit der Entwicklung von Antibiotika mit pharmakologisch langen Halbwertzeiten können wir mehr Patienten zu Hause behandeln, möglicherweise für viele sogar eine Krankenhausaufnahme vermeiden. Und schließlich ist zu fragen, ob es möglich ist, diagnostische Tests zu entwickeln, die uns erlauben, effektiver zu entscheiden, ob überhaupt eine Pneumonie vorliegt.

Diese Fragen umreißen einige der Herausforderungen, die die Zukunft an uns stellt.

Literatur

[1] Dixon, R. E.: Nosokomiale Infektionen des Atmungstraktes. Hyg. und Medizin, *9* (1984): 59–64.
[2] Haley, R. W. et al.: Nosocomial infections in U.S. hospitals, 1975–1976. Estimated frequency by selected characteristics of patients. Am. J. Med., *70* (1981): 947–959.
[3] Dixon, R. E.: Effect of infections on hospital care. Ann. Intern. Med., *68* (1978): 749–753.
[4] Cross, A. S.; Roup, B.: Role of respiratory assistance devices in endemic nosocomial pneumonia. Am. J. Med., *70* (1981): 681–685.

[5] Rubin, R. H. et al.: Infection in the renal transplant recipient. Am. J. Med., *70* (1981): 405–411.
[6] Palmer, D. L.: Microbiology of pneumonia in the patient at risk. Am. J. Med., *76* (5A) (1984): 53–60.
[7] Valenti, W. M.; Trudell, R. G.; Bentley, D. W.: Factors predisposing to oropharyngeal colonization with gram-negative bacilli. N. Engl. J. Med., *298* (1978): 1108–1111.
[8] Johanson, W. G.; Pierce, A. K.; Sanford, J. P.: Changing pharyngeal bacterial flora of hospitalized patients: Emergence of gram-negative bacilli. N. Engl. J. Med., *281* (1969): 1137–1141.
[9] Mackowiak, P. A. et al.: Pharyngeal colonization by gram-negative bacilli in aspiration-prone persons. Arch. Intern. Med., *138* (1978): 1224–1227.
[10] Pierce, A. K. et al.: Long-term evaluation of decontamination of inhalation-therapy equipment and the occurrence of necrotizing pneumonia. N. Engl. J. Med., 282 (1970): 528–535.
[11] Rhame, F. S. et al.: Extrinsic risk factors for pneumonia in the patient at high risk of infection. Am. J. Med., *76* (5A) (1984): 42–52.
[12] Young, L. S.: Treatment of respiratory infections in the patient at risk. Am. J. Med., *76* (5A) (1984): 61–68.
[13] Sanders, C. C.; Sanders, W. E.: Emergence of resistance during therapy with newer β-lactam antibiotics: Role of inducible β-lactamases and implications for the future. Rev. Infect. Dis., *5* (1983): 639–648.
[14] Bartlett, R. C.: Making optimum use of the microbiology laboratory. II. Urine, respiratory, wound, and cervicovaginal exsudate. JAMA, *247* (1982): 1336–1338.

Nosokomiale Wundinfektionen

G. Germann

Die Erfolge im Kampf gegen die dramatischen postoperativen Infektionen bildeten zum Ende des 19. Jahrhunderts eine der wesentlichen Grundlagen für die Entwicklung der modernen Chirurgie. Bis dahin bargen selbst vergleichsweise „kleine" Eingriffe immer das Risiko einer oft letal endenden infektiösen Komplikation.

Auch heute stellen Infektionen ein beträchtliches Risiko für hospitalisierte Patienten dar; durchschnittlich 10% aller stationär aufgenommenen Patienten erkranken an einer nosokomialen, d. h. in den ersten 48 Stunden nach Aufnahme aufgetretenen – oder unmittelbar mit im Krankenhaus durchgeführten Maßnahmen zusammenhängenden – Infektion [18, 28, 61].

Im chirurgischen Bereich sind hier neben postoperativen Pneumonien und intraabdominalen Infekten vor allem Wundheilungsstörungen zu nennen. Je nach Art der durchgeführten Operation muß heute in 1,5–45% aller Eingriffe mit einer Wundinfektion gerechnet werden [2, 4, 6, 10, 11, 12, 13, 19, 25, 32, 45, 55, 61].

Definition der Wundinfektion

Grundlage der meisten klinischen Studien sind die vom National Research Council der USA aufgestellten Definitionen der chirurgischen Wundinfektion. Danach gilt eine Wunde als

1. nicht infiziert, wenn sie keine klinischen Entzündungszeichen zeigt, ungeachtet ob positive bakteriologische Kulturen gewonnen wurden;
2. möglich infiziert, wenn klinische Zeichen der Entzündung mit seröser Wundflüssigkeit vorliegen, aber kein Eiter gefunden wird; diese Wunde muß engmaschig kontrolliert werden;
3. infiziert, wenn neben den klinischen Zeichen der Infektion Eiter gefunden wird, ungeachtet ob positive oder negative bakteriologische Kulturen gefunden werden [4, 61].

Neben dem Typ der durchgeführten Operation (s. Tabelle 1) wird das Risiko der Wundinfektion von einer Vielzahl anderer Faktoren, wie Kontaminationswege, Patientenvorbereitung, Operationsdauer usw. (s. Tabelle 2) beeinflußt. Altemeier hat versucht, diese Faktoren in folgender Formel zusammenzufassen:

$$\frac{\text{Inokulationsgröße} \times \text{Virulenz}}{\text{Resistenz}}$$

Tabelle 1 Operationstypen und Infektionshäufigkeit*

Typ		Definition und Beispiele	Infektionsrate
I.	sauber	Elektive Eingriffe; primärer Wundverschluß; keine Eröffnung des Gastrointestinal-, Genital- oder Respirationstrakts	0,9 – 1,9 %
II.	sauber kontaminiert	Eröffnung des Gastrointestinal-, Respirations- oder Genitaltrakts, z. B. Appendektomie, Cholezystektomie, Magenchirurgie, Dünndarm	6 – 22 %
III.	kontaminiert	Kolon- und Rektumchirurgie, Eingriffe an infizierten Gallenwegen, Verletzungsfolgen mit Eröffnung von Hohlorganen	8 – 35 %
IV.	schmutzig	Infizierte Wunden, grobe Verunreinigung mit z. B. Fäkalien, Peritonitis, Abszesse	30 – 50 %

*Definitionen: National Research Council (1964)

Operationstyp

Chirurgische Eingriffe lassen sich in 4 Kategorien einteilen (Tabelle 1):

I. Bei sauberen Eingriffen (Schilddrüse, Leistenbruch, Mamma, Weichteiltumoren) ist eine Infektionsrate unter 2,5% anzustreben, weniger als 1% gilt als ideal [11, 12, 13, 6, 55].

II. Sauber kontaminierte Eingriffe (Appendektomie, Gallenwege, Magenchirurgie) weisen eine durchschnittliche Infektionsrate von 9% auf. Wurden Eingriffe an den Gallenwegen früher eher der Gruppe I zugerechnet, werden sie heute eher der Gruppe II zugeordnet [10, 13, 21, 25, 33, 36, 43, 45, 53, 55].

III. Die Infektionsrate in der Gruppe III – kontaminierte Operationen (Kolorektale Chirurgie, Eröffnung intestinaler Hohlorgane) – schwankt zwischen 8–45%. Vor der allgemeinen Verbreitung der perioperativen Prophylaxe konnte eine mittlere Infektionsrate von 15–45% angenommen werden, heute werden Zahlen zwischen 4–20% angegeben [10, 12, 13, 19, 32, 35, 43, 46, 53, 54, 56, 57].

IV. Bei schmutzigen Operationen (septische Knochen-, Weichteil- und Gefäßchirurgie) muß trotz Einsatzes moderner Antibiotika mit Infektionsraten bis zu 50% gerechnet werden [23, 57].

Beeinflussende Faktoren

Die Bedeutung der in Tabelle 2 aufgeführten Faktoren ist immer wieder Gegenstand der Diskussion. Im folgenden soll versucht werden, die wichtigsten Faktoren zu analysieren und ihre Bedeutung bei der Entstehung der Wundinfektionen zu verdeutlichen.

Tabelle 2 Wundinfektion – Beeinflussende Faktoren

1. Kontamination – exogen, endogen
2. Präoperative Vorbereitung (Rasur, Desinfektion)
3. Inzisionsfolien, OP-Kleidung, Ausrüstung
4. Drainage; Diathermie, 1 Messer - 2 Messer?, Nahtmaterial
5. OP-Dauer
6. Operationssaal
7. Präoperative Hospitalisierung, Alter
8. Begleiterkrankungen, Begleittherapie
9. Perioperative Prophylaxe
10. Infektionskontrolle

1. Kontamination

Die wichtigste Infektionsquelle bildet der Patient selbst. Vor allem nach Eingriffen der Kategorie II, III und IV lassen sich zumeist Erreger der endogenen Flora kultivieren. Daneben können Keime durch Verunreinigung der OP-Luft und -Ausrüstung („airborne-infection“) oder durch verschmutzte Instrumente und permeable OP-Kleidung übertragen werden („contact-infection“).

Bei den sauberen Eingriffen überwiegt die exogene Komponente, was sich auch im Erregerspektrum ablesen läßt [7, 14, 61]. Bei Operationen am Gastrointestinaltrakt überwiegt die endogene Kontamination. Scheibel konnte zeigen, daß die Rate der Wundinfektionen nach Koloneingriffen eng mit der Keimzahl in der peritonealen Flüssigkeit und im subkutanen Fettgewebe korreliert ist. Die aus den infizierten Wunden isolierten Keime stammen durchweg aus der körpereigenen Flora des Patienten [4, 10, 23, 32, 35, 43, 52, 54, 62].

Auch bei Magenresektionen ließ sich nachweisen, daß Keiminhalt des Organs und Wundinfektion zusammenhängen. Weist der im Regelfall sterile Magen bei einem pH>4 mehr als 5×10^6 Keime/ml auf, so ist das Risiko einer Wundinfektion ohne perioperative Antibiotikaprophylaxe mit 80% anzusetzen [32, 37, 45].

Präoperative Vorbereitung

Der Wert einer präoperativen Rasur des Operationsgebietes ist umstritten. Hielt man sie lange Zeit für unverzichtbar, so konnten doch Studien mit großen Patientenzahlen belegen, daß die Effektivität der Rasur anzuzweifeln ist [11, 13]. Cruse zeigte, daß die Infektionsrate bei sauberen Operationen von 0,9% ohne jegliche Rasur auf 1,4% bei Verwendung eines elektrischen Rasierapparates und auf 2,5% bei Benutzung eines handelsüblichen Einmalrasierers stieg [13]. Seropian und Reynolds stellen eine Infektionsquote von 5,6% bei Verwendung von Einmalrasierern fest, während die Rate bei Verzicht auf Rasur oder Verwendung von Enthaarungscremes bei 0,6% lag [51]. Die Ergebnisse von Hamilton bestätigen diese Befunde. Er beobachtete nur vereinzelte Hautreaktionen auf die Cremes, allerdings räumen beide Autoren ein, daß der Aufwand für das Pflegepersonal erheblich höher ist als bei der Rasur [24].

Günstig wirkt sich ein Duschbad mit einer desinfizierenden Waschlotion am Tage vor der Operation aus. Die Gruppe um Cruse senkte damit in ihrem über 40 000 Patienten umfassenden Kollektiv die Infektionsrate um 0,8% auf 1,3% [13]. Kann auf eine Rasur nicht verzichtet werden, so sollte diese unmittelbar präoperativ erfolgen, um die Kolonisation mit Krankenhauskeimen in den Mikroläsionen der Haut zu vermeiden [4, 51]. Die Anwendung alkoholischer Hautdesinfektionsmittel hat sich bewährt. Signifikante Unterschiede zwischen den gebräuchlichen Präparaten sind nicht auszumachen, wichtig ist, eine genügend lange Einwirkzeit der Lösung einzuhalten [4, 18, 28, 61].

Die chirurgische Händedesinfektion wird mit alkoholischen oder wäßrigen Lösungen (+Jodkomplexe) durchgeführt. Beide Formen können als gleichwertig angesehen werden. Einige Autoren schreiben den alkoholischen Lösungen geringfügig bessere Eigenschaften zu. Nach einer Grundreinigung wird heute eine Desinfektionsperiode von 5 Minuten als ausreichend angesehen [4, 17, 18, 32, 38, 40].

Inzisionsfolien, OP-Kleidung

Auch bei der Verwendung der Inzisionsfolien sind die Meinungen geteilt. Cruse wies eine Steigerung der Infektionsrate von 1,5% auf 2,3% unter Verwendung von Inzisionsfolien nach. Paskin und Lerner fanden die Infektionsrate in ihrem Krankengut nahezu verdoppelt [13, 47]. Raahave zeigte, daß die Bakteriendichte unter Folien und im Wundgebiet nicht geringer war als bei Abdeckung mit Baumwolltüchern und Verzicht auf Folie [49]. Als Gründe kommen am ehesten der häufig unkorrekte Sitz der Folien in Frage, der die Bildung feuchter Kammern erlaubt. Dem wird häufig durch sorgfältige Trocknung des OP-Gebietes zu begegnen versucht, was wiederum die Einwirkzeit der Desinfektionslösung verringert. Zumindest bei sauberen Operationen kann daher wohl auf eine Folie verzichtet werden.

Im Kontaktbereich des Chirurgen zum Patienten sollte die OP-Kleidung absolut wasserundurchlässig sein. Feuchte Kleidung ermöglicht die Penetration von Keimen. Bei Verwendung von Baumwollkleidung sollte die Brust- und Bauchregion mit einem zusätzlichen wasserundurchlässigen Tuch geschützt sein. Die nicht textile Einmalwäsche benötigt keine zusätzlichen Maßnahmen [7].

Drainage, Diathermie, Nahtmaterial; 1 Messer – 2 Messer?

Ziel der Wunddrainage ist es, die Ausbildung eines subkutanen Hämatoms zu verhindern, das einen idealen Nährboden für Bakterien darstellt [11, 23, 32, 34]. Bei Operationen mit möglicher postoperativer Nachblutung (Struma, Mammareduktionen, Operationen an Extremitäten in Blutsperre) ist die Einlage einer Wunddrainage von Vorteil. Bei anderen sauberen Operationen kann auf eine Drainage verzichtet werden. Bei kontaminierten Eingriffen kann ein günstiger Effekt beobachtet werden, der wohl auf die kontinuierliche Ableitung der Wundflüssigkeit zurückzuführen ist, gleiches gilt für schmutzige Operationen [4, 11]. Eine Ausleitung durch die Inzision verdoppelt das Infektionsrisiko und sollte vermieden werden [11].

Cruse beobachtete mit der Einführung der Diathermie in den Routinebetrieb eine Steigerung der Wundinfektionsrate bei sauberen Eingriffen um nahezu 90%. Er schrieb dies der großzügigen Verwendung bei der Blutstillung zu, die anfänglich zu große

Mengen an nekrotischem Material in der Wunde verursachte [11]. Heute bestehen sowohl bei der Verwendung des elektrischen Messers als auch bei Diathermie zur Blutstillung keine Unterschiede zu den ursprünglichen Infektionsraten [13].

Die meisten Daten über die Beziehungen zwischen verwendetem Nahtmaterial und Infektionsfrequenz sind experimenteller Natur. Als gesichert gilt, daß die Adhärenz von Bakterien zu polyfilen Fäden größer ist als zu monofilen [16, 31]. Elek konnte an freiwilligen Probanden zeigen, daß die Einbringung von Seidenfäden in eine Wunde die zu einer umschriebenen Hautreaktion benötigte Inokulationsmenge von 6 Mio. Bakterien um den Faktor 10 000 reduziert [16]. Zusätzliche Gegenwart nekrotischen Materials verringert die Inokulationsmenge nochmals [29].

Die Benutzung eines sogenannten „tiefen“ Messers nach dem Hautschnitt ist üblich. Eine Senkung der Infektionsfrequenz läßt sich damit nicht erzielen. Jakobs und kürzlich Hasselgren konnten zeigen, daß bei Operationen vom Typ I und II keine Unterschiede im Infektionsrisiko festzustellen sind. Abstriche von den Klingen der Hautmesser wiesen keine größeren Keimzahlen auf als jene von „tiefen“ Messern [27, 64].

OP-Dauer

Eine deutliche Abhängigkeit besteht zwischen der Operationsdauer und der Infektionsrate (s. Tabelle 3). Bei Operationen vom Typ I verdoppelt sich das Risiko einer Wundinfektion mit jeder Stunde Operationszeit. Liegt es bei Zeiten unter 1 Stunde bei 1,5%, so steigt es nach 3 Stunden auf nahezu 4%. Diese Zahlen dürfen wohl auf die übrigen Operationstypen übertragen werden. Als Ursachen werden im wesentlichen 4 Gründe angeführt:

1. Die Inokulation nimmt mit der OP-Dauer zu.
2. Die Wundränder werden durch Hakenzug und Austrocknung geschädigt.
3. Mehr Fremdmaterial wird in die Wunde eingebracht.
4. Höheres Risiko des Blutverlusts; mehr Gewebeschädigung; Verlust an Fibrin, Komplement; Schwächung der allgemeinen und lokalen Resistenz.

Tabelle 3 Infektionsrisiko nach OP-Dauer

Saubere Operationen	Infektrate
0–1 h	1–2 %
1–2 h	2–3 %
2–4 h	3,5–4 %

Operationssaal

Der Operationssaal ist Quelle der exogenen Kontamination. Dazu gehören sowohl die Luftverschmutzung, sei es durch Klimaanlagen oder Bakterienträger unter dem OP-Personal, als auch die gesamte technische Ausrüstung. Eine Zahl von 10–15 CFU (Colony Forming Units)/m^2 gilt als tolerierbar. Eine kontinuierliche bakteriologische Überwachung der OP-Einheiten scheint nicht erforderlich, gezielte Untersuchungen bei signifikanter Häufung von Infekten sind sinnvoller und kostengünstiger. Die Verwendung sogenannter „Laminar-Air"-Räume hat in der Knochenchirurgie Vorteile gebracht, dagegen wird die Anwendung der Ultraviolettstrahler unterschiedlich beurteilt [13, 28, 61].

Präoperative Hospitalisierung, Alter

Die Dauer des präoperativen Krankenhausaufenthaltes ist für das Infektionsrisiko prognostisch bedeutsam. So steigert ein Hospitalaufenthalt von 7–10 Tagen das Risiko einer Wundinfektion bei sauberen Eingriffen um nahezu 80% auf 2,5% [11, 13]. Die Ursache wird in der Kolonisation der Haut des Patienten mit Krankenhauserregern, häufig multiresistenten Problemkeimen, gesehen [13, 32].

Das Alter des Patienten ist ein wichtiger Risikofaktor (s. Tabelle 4). Beträgt die Inzidenz bei jungen Patienten unter 20 Jahren ca. 1,5% bei sauberen Operationen, verdoppelt sich das Risiko für einen mehr als 65jährigen auf 3% [4, 13, 32].

Tabelle 4 Infektionsrisiko nach Alter

0–20 J.	–	1–1,5 %
21–50 J.	–	ca. 1,7 %
51–65 J.	–	ca. 2,0 %
>66 J.	–	ca. 3,0 %

Begleiterkrankungen, Begleittherapie

Jede der Operation vorausgegangene Infektionserkrankung muß als Risikofaktor betrachtet werden, ebenso jede Affektion der Haut, ungeachtet der Lokalisation. Weitere Risikofaktoren sind Malnutrition (häufig bei Karzinompatienten anzutreffen), maligne Erkrankungen, Störungen der Immunabwehr, Obesitas, Zytostase und chronische Dialyse. Das Risiko bei sauberen Eingriffen ist dennoch nur geringfügig erhöht, während bei kontaminierten Operationen die Infektionsrate deutlich steigt [42, 44] (Tabelle 5).

Tabelle 5 Begleiterkrankungen – Begleittherapie

Maligne Erkrankungen
Diabetes
Obesitas
Malnutrition
Immundefizit
Steroidtherapie
Immunsuppression
Dialyse
Gerinnungsstörungen

Perioperative Prophylaxe

Die perioperative Antibiotikaprophylaxe spielt bei sauberen Operationen nur in der prothetischen Chirurgie der Herzklappen, Hüftgelenke und Gefäße eine wichtige Rolle

Tabelle 6 Indikationen – Prophylaxe

Kolon- und Rektumchirurgie
Karzinomchirurgie – Magen-Ösophagus-Pankreas
Gefäßchirurgie unterhalb des Diaphragma
Herzklappenersatz
Hüftgelenksersatz
Defektdeckung nach ausgedehntem Weichteildefekt – Muskeltransfer
Eingriffe an infizierten Gallenwegen

(s. Tabelle 6). Bei der Splenektomie kann die Antibiotikaprophylaxe die Alteration des Immunsystems positiv beeinflussen [63].

Bei sauber kontaminierten und kontaminierten Operationen gelang es mit der korrekten Anwendung der systemischen Antibiotikaprophylaxe signifikante Senkungen der Infektionsraten zu erzielen. In der Karzinomchirurgie des Magens und der Speiseröhre zeigten mehrere Studien eine Senkung der Infektionsfrequenz von 8–35% auf 2–8% [10, 25, 32, 43, 54].

In der kolo-rektalen Chirurgie, dem am besten untersuchten Operationstyp, konnten große Erfolge erzielt werden. Die Quote der Wundinfektionen konnte von 10–45% auf 4–16% gesenkt werden [19, 23, 35, 43, 54, 56, 62].

Über das optimale Regime der perioperativen Prophylaxe besteht weitgehende Einigkeit. Eine präoperativ beginnende, kurzfristige (max. 24 Stunden dauernde), hochdosierte, systemische Gabe eines gegen die erwarteten Erreger wirksamen Antibiotikums gilt als Verfahren der Wahl. Bei der Splenektomie kann eine längere Applikation erwogen werden. Zu lange Gaben des Antibiotikums bringen keine zusätzlichen Vorteile, die Nachteile des beginnenden Selektionsdrucks überwiegen [19, 23, 54, 56, 4, 43].

Infektionskontrolle

Die kontinuierliche Kontrolle aller Infektionen ist ein wichtiges Instrument zu deren Reduktion. Die Erfassung der verfügbaren Daten und ihre Analyse, möglichst mit Hilfe der elektronischen Datenverarbeitung, ermöglicht die Erstellung von Keimspektren besonders gefährdeter Stationen (OP, Intensivpflegeeinheit), läßt Resistenzwechsel frühzeitig erkennen, eventuelle Kontaminationsquellen können zurückverfolgt werden, nicht zuletzt wird die wissenschaftliche Arbeit erleichtert.

Die Existenz einer Infektionskontrolle bleibt sicher nicht ohne Einfluß auf die Disziplin der operativ Tätigen. So konnte Cruse zeigen, daß in den ersten 6 Monaten nach Einführung der Infektionserfassung sowohl die Infektionsrate der sauberen Operationen als auch die „overall infection rate“ um 50% gesenkt werden konnten [13].

Die anfallenden Aufgaben können allerdings nur von speziell ausgebildeten Vollzeitkräften zufriedenstellend wahrgenommen werden. Die Einrichtung von „infectious disease control departments“ ist im angelsächsischen Sprachraum die Regel, in der Bundesrepublik sind solche Abteilungen bisher nur vereinzelt zu finden. Eine Kosten-Nutzen-Analyse zeigt, daß die Einsparungen durch Senkung der Infektionsrate die Kosten für Hygienefachkräfte bei weitem überwiegen.

Erregerspektrum

Auch bei Beachtung aller Vorsichtsmaßnahmen ist eine bestimmte Infektionsrate nicht zu vermeiden. Unterschiedliche Lokalisationen und Genesen (Operationstypen) weisen differente Keimspektren auf. Das Wissen um die erwarteten Erreger und ihre voraussichtliche Resistenzsituation ermöglicht eine zielgerichtete Therapie.

So weisen saubere Operationen und gefäßchirurgische Eingriffe mehr grampositive Erreger auf (s. Tabelle 7), bei Wundinfektionen nach Dickdarmeingriffen überwiegen die gramnegativen Keime. In den meisten Fällen, vor allem nach kolorektalen Operationen, ist eine anaerob-aerobe Mischflora anzutreffen, vor allem in abszedierenden Infektionen [2, 3, 8, 20, 23, 30, 35, 36, 41, 48, 54, 56, 62].

Die Therapie der Wundinfektionen besteht im allgemeinen aus einer Entlastung der Wunde, Ablassen des Eiters und lokaler Wundpflege. Treten Allgemeinsymptome wie Fieber auf oder handelt es sich um eine progrediente phlegmonöse Entzündung, ist eine systemische Antibiotikatherapie indiziert.

Die Komplikationen einer Wundinfektion können für den Patienten erheblich sein. So ist nach großen Operationen mit septischen Allgemeinsymptomen bei 10% aller Patienten zu rechnen. Die Letalität solcher Septikämien liegt bei ca. 35% [32]. Durch eine postoperative Wundinfektion wird in vielen Fällen das Operationsergebnis gefährdet (Hüftgelenksersatz, periphere Bypasschirurgie, Osteosynthese). Der Krankenhausaufenthalt wird um durchschnittlich 10 Tage verlängert, was neben der psychischen und physischen Belastung des Patienten eine erhebliche Kostensteigerung bedeutet [13].

Tabelle 7 Wundinfektionen – Erregerspektrum

Saubere OP	Ösophagus, Magen Dünndarm	Gallenwege	Kolon, Rektum Peritonitis	Gefäße
Staph. aureus	Str. viridans	Enterokokken	E. coli	Staph. aureus
Str. viridans	Enterokokken	Pseudomonas	Bact. fragilis	Str. viridans
Staph. epidermidis	Staph. aureus	E. coli	Proteus sp.	E. coli
E. coli	Bacteroides sp.	Citrobacter sp.	Klebsiella sp.	Enterokokken
Enterokokken	E. coli	Bacteroides sp.	Staph. aureus	Proteus
Bacteroides sp.	Citrobacter sp.		Pseudomonas	
Pseudomonas				

Empfehlungen

Zusammenfassend kann man feststellen, daß heute genügend wirksame Instrumente zu einer dauerhaften Senkung der Wundinfektionsrate zur Verfügung stehen (Tabelle 8), deren Erfolg von der konsequenten Einhaltung abhängt.

Trotz aller flankierenden Maßnahmen ist eine zügige, atraumatische Operationstechnik als wirksamste Prophylaxe gegen Wundinfektionen anzusehen.

Tabelle 8 Empfehlungen zur Senkung der Wundinfektionsraten

Kurzer präoperativer Hospitalaufenthalt
Minimale Rasur, möglichst unmittelbar präoperativ
Kontaminationsmöglichkeiten einschränken
Gute präoperative Vorbereitung bei Risikopatienten
Keine Drainage durch OP-Wunden ausleiten
Atraumatische Operationstechnik
Gezielte perioperative Antibiotikaprophylaxe
Infektionskontrolle

Literatur

[1] Abdulla, W., Witzke, G., Frey, R.: Der Endotoxinschock. Der Arzt im Krhs., *3* (1980): 3–11.
[2] Altemeier, W. A. et al.: Intra-abdominal abscesses. Am. J. Surg., *125* (1973): 70–79.
[3] Altemeier, W. A.: Bodily response to infectious agents. JAMA *202* (1967): 1085.
[4] Altemeier, W. A.; Culbertson, W. R.: Surgical Infection. In: Moyer, C. et al. (eds.): Surgery, Principles and Practice. 3rd ed., Philadelphia, J. B. Lippincott Co., 1965.
[5] Alexander, J. W.; Korelitz, J.; Alexander, N. S.: Prevention of wound infections. A case for closed suction drainage to remove wound fluids deficient in opsonic proteins. Am. J. Surg., *132* (1976): 59–62.
[6] Anders, A.: Infektionsprophylaxe in der Chirurgie. Krankenhausarzt, *56* (1983): 699–706.
[7] Beck, W. C.: Aseptic barriers in surgery. Arch. Surg., *116* (1981): 240.
[8] Behrend, M.; Krouse, T. B.: Postoperative bacterial synergistic cellulitis of abdominal wall. JAMA *149*, 12 (1952): 122–124.
[9] Bergamini, T. M. et al.: Combined topical and systemic antibiotic prophylaxis in experimental wound infection. Am. J. Surg., *147*, 6 (1984): 753–756.
[10] Chodak, G. W.; Plaut, M. E.: Use of systemic antibiotics for prophylaxis in surgery. Arch. surg., *112*, 3 (1977): 326–322.
[11] Cruse, J. E.; Ford, R.: A five year prospective study of 23 649 surgical wounds. Arch. Surg., *107* (1970): 206–210.
[12] Cruse, P. E. J.: Surgical infection surveillance. In: Karran, S. (ed.): Controversies in surgical sepsis. New York, Praeger, 1980.
[13] Cruse, P. J. E.; Ford, R.: The epidemiology of wound infection in surgical infection. Surg. Clin. North Am., *60* (1980): 27–40.
[14] Dineen, P.: Influence of operating room conduct on wound infections. Surg. Clin. North Am., *55* (1975): 1286.
[15] Eckert, P.; Schneider, M.; Naber, M.: Beitrag zur Effektivität der Immunglobuline bei der experimentellen Peritonitis. Langenbecks Arch. Chir., *351* (1980): 63–68.
[16] Elek, S.; Conen, P. E. T.: The virulence of Staphylococcus pyogenes for man, a study of the problems of wound infection. Br. J. Exp. Pathol., *38* (1957): 573–76.
[17] Galle, P. C.; Homesley, H. D.; Rhyne, A. L.: Assessment of the surgical scrub. Surg. Gyn. Obstet., *147* (1978): 214.
[18] Garner, J. S.; Simmons, B.: Guideline for isolation precautions in hospitals. Hospital Infections Program, Atlanta, GA.
[19] Germann, G.; Hottenrott, C.: Erfahrungen mit Cefotaxim in der Prophylaxe bei Coloneingriffen. In: Eckert, P.; Zwank, L. (Hrsg.): Perioperative Antibiotikatherapie, S. 61–66, Zuckschwerdt Verlag, 1982.
[20] Germann, G.: Anaerobe Infektionen in der Chirurgie. 10. Frankfurter Therapiegespräche, 12/1982.
[21] Germann, G.: Antibiotikaprophylaxe in der Magenchirurgie. Symposium: Perioperative Antibiotikaprophylaxe, Frankfurt, 2/1984.
[22] Glick, P. L. et al.: Abdominal Abscess. Arch. Surg., *118* (1983): 646–650.

[23] Primäres Keimspektrum bei verschiedenen Peritonitisformen: Gonzenbach, H. R.; Sonnabend, W., persönliche Mitteilungen.
[24] Hamilton, H. W.; Hamilton, K. R.; Lone, F. J.: Pre-operative hair removal. Can. J. Surg., *20* (1977): 269.
[25] Hares, M. M. et al.: A controlled trial to compare systemic and intra-incisional cefuroxime prophylaxis in high risk gastric surgery. Br. J. Surg., *68* (1981): 276-280.
[26] Hasselgren, P. O. et al.: Effects of prophylactic antibiotics in vascular surgery. Ann. surg. *200*, 1 (1984): 86–92.
[27] Hasselgren, P. O. et al.: One instead of two knives for surgical incision? Arch. Surg., *118* (1984): 917–920.
[28] Henneberg, H. G. et al.: Krankenhausinfektionen. Bundesgesundheitsblatt, *19* (1976).
[29] Howe, C. W.; Marsto, A. T.: A study of sources of postoperative staphylococcal infection. Surg. Gyn. Obstet., *115* (1962): 266–268.
[30] Kamme, C. et al.: Anaerobic bacteria in late infections after total hip arthroplasty. Scand. J. Infect. dis., *6* (1974): 161–165.
[31] Katz, S.; Izhar, M.; Mirelmann, D.: Bacterial adherence to surgical sutures. Ann. Surg. *194* (1981): 35.
[32] Keighley, M. R. B.: A rational approach to antibiotic prophylaxis in surgery. World. J. Surg., *6* (1982): 327–329.
[33] Keighley, M. R. B. et al.: A controlled trial of parenteral prophylactic gentamicin therapy in biliary surgery. Br. J. surg., *62* (1975): 275-279.
[34] Krizek, T. J.; Davis, J. H.: The role of red cell in subcutaneous infection. J. Trauma, *5* (1965): 85–88.
[35] Leigh, D. A.: Wound infections due to bacteroides fragilis following intestinal surgery. Br. J. Surg., *62* (1975): 375–378.
[36] Lew, D. P. et al.: Intra-abdominal Citrobacter infections: Association with biliary or upper gastrointestinal source. Surgery, *95*, 4 (1984): 398–402.
[37] Long, J. et al.: The effect of antisecretagogues on gastric microflora. Arch. Surg., *118* (1983): 1413–1415.
[38] Lowbury, E. J.; Lilly, H. A.; Bull J. P.: Methods of desinfection of hands and operation sites. Br. Med. J., *2* (1964): 531.
[39] Lord, J. W.: Intraoperative antibiotic wound irrigation. Surg. Gyn. Obstet., *157* (1983): 357–361.
[40] Maki, D. G.; Zilz, M. A.; Alvardo, C. J.: Evaluation of the antibacterial effiency of four agents for Handwashing. In: Nelson, J. D.; Grassi, C. (eds.): Current Chemotherapy and Infectious diseases II, p. 1089. Washington, American Society of Microbiology, 1980.
[41] Mayrand, D.; McBride, B. C.: Ecological relationships of bacteria involved in a simple mixed anaerobic infection. Infection and Immunity, *27*, 1 (1980): 44–50.
[42] Meakins, J. L.: Host defense mechanisms, wound healing and infection.
[43] Mitchell, N. J.; Evans, D. S.; Pollok, D.: Pre-operation single-dose cefuroxime antimicrobial prophylaxis with and without metronidazole in elective gastrointestinal surgery. J. Antimic. Chemoth., *6* (1980): 393–399.
[44] Mullen, J. L. et al.: Implications of malnutrition in the surgical patient. Arch. Surg., *114* (1980): 121.
[45] Muscroft, T. J.; Deane, S. A.: Prevention of sepsis in gastroesophageal surgery. World J. Surg., *6* (1982): 293–300.
[46] Orth, H. D. et al.: Intraoperative Bakteriämien in der Abdominal-Chirurgie. Langenbecks Arch. Chir., *330* (1972): 307–315.
[47] Paskin, D. L., Lerner, H.: A prospective study of wound infections. Amer. J. Surg., *35* (1967): 627–631.
[48] Pollock, A. V.: Editorial comment: Combined topical and systemic antibiotic prophylaxis in surgical wound infection. Amer. J. Surg., *147* (1984): 838–839.
[49] Raahave, D.: Effect of plastic skin and wound drapes on the density of bacteria in operation wounds. Acta Chir. Scand., *63* (1973): 421.
[50] Rosenberg, J. M. et al.: Clostridium difficile colitis in surgical patients. Am. J. Surg., *147* (1984): 486–491.
[51] Seropian, R.; Reynolds, A. M.: Wound infections after preoperative depilatory versus razor preparation. Am. J. Surg., *121* (1971): 251–254.

[52] Solomkin, J. S. et al.: Antibiotic trials in intraabdominal infections – A critical evaluation of study design and outcome reporting. Ann. Surg., *200*, 1 (1984): 29–39.
[53] Stokes, E. J. et al.: Short term routine antibiotic prophylaxis in surgery. Br. J. Surg., *61* (1974): 739–742.
[54] Stone, H. H. et al.: Antibiotic prophylaxis in gastric, biliary and colonic surgery. Ann. Surg., *184*, 4 (1976): 443–452.
[55] Strachan, C.: Antibiotic prophylaxis in clean surgical procedures. World J. Surg., *6* (1982): 273–280.
[56] Wacha, H.; Probst, M.: Die Heilung der sakralen Wundhöhle nach abdomino-perinealer Rektumexstirpation. Chirurg, *55*, 1 (1984): 29–31.
[57] Weidemann, H. et al.: Zur Morbidität und Letalität nach Dickdarmperforationen. Akt. Chir., *18* (1983): 11–17.
[58] Wheeler, M. H.: Abdominal wound protection by means of plastic drapes. In: Strachan, C. J. L.; Wise, R. (eds.): Surgical Sepsis. London, Academic Press, 1979.
[59] Zilkens, K. W.; Mueckter, H.; Peters, H.: Septischer Schock: Standardisierte Behandlung in der Chirurgie. Diagnostik, *7* (1981): 55–62.
[60] Zwank, L.; Eckert, P.: Die operative Antibiotikatherapie in der Unfallchirurgie. Indikationen und Ergebnisse. In: Eckert, P.; Zwank, L. (Hrsg.): Perioperative Antibiotikatherapie, S. 178–187. Zuckschwerdt Verlag, 1982.
[61] Postoperative wound infections: The influence of ultraviolet irradiation of the operating room and of various other factors. National Academy of Science – National research council – Division of medical Sciences, Ad Hoc Committee of the Committee on Trauma. Ann. surg., *160* (suppl. 2) (1964): 1–192.
[62] Scheibel, H. J.; Nielsen, M. L.; Wamberg, T.: Septic complications in colo-rectal surgery after 24 versus 60 hours of preoperative antibiotic bowel preparation. Acta Chir. Scand., *144* (1978): 527–532.
[63] Seufert, R. M.; German, G.; Boetcher, W.: Antibiotikaprophylaxe bei der elektiven Splenektomie. Chirurg, *55*, 6 (1984): 44–47.
[64] Jacobs, H. B.: Skin knife – deep knife: The ritual and practice of skin incisions. Ann. Surg., *179* (1974): 102–104.

Nosokomiale Septikämien

Pramod M. Shah

Septikämien weisen weiterhin eine hohe Letalität auf. Sie beträgt je nach Erreger und Grunderkrankung des Patienten bis 66% (s. Tabelle 1) [1, 2]. Da bei den nosokomialen Septikämien zum einen schwer kranke Patienten betroffen sind und zum anderen multiresistente Erreger vorkommen können, ist mit einer höheren Letalität zu rechnen als bei ambulant erworbenen Infektionen. Aus dem deutschsprachigen Raum liegen keine Angaben zur Inzidenz von nosokomialen Septikämien vor. Die folgende Arbeit gibt eine Analyse von 271 Septikämien aus dem Zentrum der Inneren Medizin, J.-W.-v.-Goethe-Universität, Frankfurt am Main, wieder.

Jede septikämische Episode, die > 48 Stunden nach stationärer Aufnahme auftrat, wurde als im Krankenhaus erworben betrachtet. Anhand der Unterlagen wurden weiterhin Informationen zu Grunderkrankung, Eintrittspforte, invasiver Diagnostik und Letalität gesammelt und ausgewertet. Bei den gramnegativen Erregern wurde der Nachweis in ≥ 1 Paar Blutkulturen als beweisend akzeptiert. Bei den Staphylokokken wurde ein Nachweis in ≥ 2 Paar Flaschen gefordert. Zur Beurteilung des Einflusses der Grunderkrankung auf die Letalität, wurden die Patienten in 4 Gruppen eingeteilt:

I. Patienten unter Zytostatika-Therapie, immunsuppressiver Therapie; Malignome;

II. Chronisch Schwerkranke: Patienten mit terminaler Niereninsuffizienz (hämodialysepflichtig), Leberzirrhose, insulinpflichtigem Diabetes mellitus;

III. Chronisch Kranke: Heroinabhängige, Patienten mit Diabetis mellitus (oral eingestellt), präterminaler Niereninsuffizienz (nicht dialysepflichtig), Hämophilie, M. Crohn, Colitis ulcerosa, Asthma bronchiale (intermittierende Kortikosteroid-Medikation);

IV. Nicht-chronisch Kranke: Patienten mit Traumata, Myokardinfarkt, Zustand nach chirurgischem Eingriff bzw. invasiver Diagnostik, akuter Pankreatitis, akuter Infektion ohne Grunderkrankung.

Diese Einteilung hat sich bei früheren Arbeiten gut bewährt [3].

Tabelle 1 Letalität von Septikämien je nach Erreger und Grunderkrankung*

Grunderkrankung	E. coli			K. pneumoniae			P. aeruginosa		
	n	gestorben	%	n	gestorben	%	n	gestorben	%
I	23	17	74	5	4	80	9	7	78
II	20	5	25	7	3	43	11	7	64
III	11	4	36	9	2	22	6	3	50
IV	41	8	20	9	3	33	9	6	66
Gesamt	95	34	36	30	12	40	35	23	66

*Näheres siehe Text

Trotz dieser Einteilung bereitete in manchen Fällen die Zuordnung der Patienten zu den einzelnen Gruppen einige Schwierigkeiten. So sei hier als Beispiel die immunsuppressive Therapie bei einem Nierentransplantierten erwähnt. Hier liegt zwar eine terminale bzw. präterminale Niereninsuffizienz vor, momentan dominiert jedoch die immunsuppressive Therapie, besonders im Hinblick auf die Reaktionslage gegenüber bakteriellen Infektionen, deshalb wurde er der Gruppe I zugeordnet.

Von den hier untersuchten Bakterienspezies waren 74% (200 von 271) nosokomial erworben (Tabelle 2). Eine deutlich höhere Inzidenz lag bei polymikrobiellen und P.-aeruginosa-Septikämien vor. Demgegenüber trafen nur 60 von 104 Staphylokokken-Septikämien die hier angewendete Definition für eine nosokomiale Infektion. Von diesen 60 waren 23 Infektionen mit S. epidermidis. Bei 8 Patienten mit ambulant erworbenen P.-aeruginosa-Infektionen lagen schwere chronische Grunderkrankungen vor. Alle Patienten hatten z. T. lange ambulante antimikrobielle Behandlungen hinter sich. Möglicherweise war es zu Selektion und anschließender Infektion durch P. aeruginosa gekommen.

Bei 144 Septikämien konnte die Eintrittspforte eindeutig eruiert werden (Tabelle 3). Haut und Gefäße waren die wichtigsten Eintrittspforten bei den nosokomialen Septikämien, vor allem für Staphylokokken. Überhaupt spielen die Gefäßzugänge bei nosokomialen Septikämien eine große Rolle. Wie schwer es jedoch ist, einen Gefäßzugang ursächlich verantwortlich zu machen, wurde in einer früheren Analyse gezeigt [3]. Von 60 Patienten mit nosokomialer Staphylokokken-Septikämie hatten zwar 46 einen Venenkatheter, eindeutig konnte jedoch nur bei 23 der Katheter als Eintrittspforte nachgewie-

Tabelle 2 Sepsis – Erreger / Noskomiale Infektionen am Zentrum der Inneren Medizin, Frankfurt

Erreger	Nosokomial	Ambulant
P. aeruginosa	63 (89)*	8
Klebsiella species	29 (70)	12
Enterobacter species	11	–
Serratia species	3	–
Nicht identifizierbare gramnegative Erreger	19 (76)	6
Polymikrobiell		
Staphylokokken	15 (94)	1
	60 (58)	44
Gesamt (271)	200 (74)	71

* Zahlenangaben in %

Tabelle 3 Eintrittspforte / Infektionsmodus

	Nosokomial	Ambulant
Haut	39	6
Urogenitaltrakt	22	8
Respirationstrakt	16	4
Magen-Darm-Trakt	23	1
Gefäßzugang	25	0

sen werden. Ein Teil der P.-aeruginosa-Septikämien traten als Post-ERCP-Komplikationen auf [4].

Tabelle 4 zeigt den Zusammenhang zwischen Grunderkrankung (Einteilung siehe oben) und Art der Septikämie. Bei Patienten mit abwehrmindernden Grunderkrankungen (Gruppe I) und Patienten der Gruppe IV ist die Septikämie doppelt so häufig nosokomial (35% versus 17% ambulant) erworben. Demgegenüber war sie bei den Patienten der Gruppen II und III häufiger ambulant erworben.

Hinsichtlich der Letalität konnte bei dieser Analyse kein wesentlicher Unterschied festgestellt werden: 35% bei nosokomialen und 31% bei ambulant erworbenen Septikämien (s. Tabelle 5).

Tabelle 4 Grunderkrankung / Infektionsmodus

Grunderkrankung	Nosokomial	Ambulant
I	69 (35)*	12 (17)
II	38 (19)	22 (31)
III	43 (22)	25 (35)
IV	50 (25)	12 (17)
Gesamt	200 (100)	71 (100)

* Angaben in %

Tabelle 5 Letalität / Grunderkrankung / Infektionsmodus

Grunderkrankung	Gestorben	Nosokomial	Ambulant
I	42	69	12
II	8	38	22
III	22	43	25
IV	21	50	71
Gesamt	93 (34)*	200	71
Gestorben	93	71 (35)	22 (31)

* Angaben in %

Tabelle 6 Vergleich zwischen Analyse der Septikämien am Zentrum der Inneren Medizin (ZIM) und Weinstein et al.

	ZIM		Weinstein et al.	
Erreger	N	A	N	A
P. aeruginosa	89	11	83	17
Klebsiella species	70	30	80	20
Staphylokokken	58	42	60	40

N = nosokomial, A = ambulant

Der Anteil der nosokomialen Septikämien bei den hier analysierten Erregern in der inneren Medizin beträgt 74%. Hierbei sind z. T. zur Definition von Septikämien strengere Kriterien angewendet worden, als dies in anderen Arbeitsgruppen der Fall war. So waren 6% der S.-aureus-Nachweise und 70% der S.-epidermidis-Nachweise als Kontamination eingestuft [3]. McGregor et al. betrachteten 10% der S.-aureus-Isolierungen als Kontaminationen, dagegen nur 10% der S.-epidermidis-Isolierungen als Septikämieerreger [7]. Cluff et al. berichteten über einen Anteil von S. epidermidis an Staphylokokken-Septikämien in Höhe von 15% [8]; in unserem Kollektiv betrug der Anteil 22%. Zu einem deutlich geringeren Anteil von Kontaminationen (27,3%) bei S.-epidermidis-Nachweis in den Blutkulturen kamen Daschner et al. [5]. Dies ist entweder auf die weniger strenge Definition des Begriffes »Kontamination« oder auf fehlende Kenntnisse über den klinischen Zustand des Patienten zurückzuführen. Haralambie et al. geben koagulasenegative Staphylokokken als die am häufigsten aus den Blutkulturen isolierten Erreger bei Patienten mit Leukämie an [6]. Da jedoch eine Definition fehlt, ist es unklar, ob es sich bei diesen Isolaten überhaupt um infizierende Bakterien handelt. Ebenfalls fehlt die Angabe zur Inzidenz der Kontamination. Eine kritische Beurteilung dieser Arbeit ist somit nicht möglich.

Die Inzidenz von 74% nosokomialer Septikämie gilt nur für die Innere Medizin. Sie liegt je nach Fachdisziplin bei bis zu 100%: In der Unfall-Chirurgie oder Versorgung von großflächigen Verbrennungen dürften alle Septikämien nosokomial erworben sein. Die hier vorgelegte Analyse zeigt, daß Haut- und Gefäßzugänge die wichtigste Eintrittspforte darstellen und zur Senkung der Häufigkeit (und damit der Morbidität bzw. Letalität) das Augenmerk auf diese Eintrittspforten gerichtet werden muß.

Literatur

[1] Shah, P. M.: Systemic treatment of septicaemia caused by P. aeruginosa with special reference to Azlocillin. Burns, *11*: 65–71, 1984.

[2] Kreger, B. E.; Craven, D. E.; McCabe, W. R.: Gram-negative Bacteremia. Reevaluation of clinical features and treatment in 612 patients. American Journal of Medicine, *68*: 344–350, 1980.

[3] Shah, P. M.; Gaul, R.; Stille, W.: Septikämie durch Staphylokokken – Eine klinische Analyse. Notamed Verlag, Bad Homburg, 1982.

[4] Helm, E. B.: Pseudomonas-Septikämien nach ERCP. Deutsche Medizinische Wochenschrift, *109:* 697–701, 1984.

[5] Daschner, F. D.; Langmaack, H.; Ahlborn, B.; Kümmel, A.: Kontamination oder Sepsis. Münchner Medizinische Wochenschrift, *125:* 849–850, 1983.

[6] Haralambie, E.; Linzenmeier, G.: Keimspektrum abwehrgeschwächter Patienten mit Leukämie. Fortschritte der antimikrobiellen und antineoplastischen Chemotherapie. *3–6*: 913–917, 1984.

[7] McGregor, R. R.; Beaty, H. N.: Evaluation of positive blood cultures. Archives of Internal Medicine, *130*: 84–92, 1972.

[8] Cluff, L. E.; Reynolds, R. J.: Management of Staphylococcal infections. American Journal of Medicine, *39:* 812–816, 1965.

[9] Weinstein, M. P.; Barth Reller, L.; Murphy, J. R.; Lichtenstein, K. A.: The clinical significance of positive blood cultures. The Reviews of Infectious Diseases, *5:* 35–70, 1983.

Erreger nosokomialer Infektionen bei Patienten mit normaler Abwehr und bei Frischoperierten

H. Langmaack, S. Kecskès, M. Feike

Das Erregerspektrum von nosokomialen Infektionen kann stark variieren, wie aus den Tabellen 1–3 ersichtlich ist. So wurde z. B. Escherichia coli als häufigster Erreger in den USA und in England festgestellt, während in Freiburg Staphylococcus aureus vorherrschte. Es sind jedoch nicht nur regionale Unterschiede feststellbar, das Erregerspektrum kann auch zwischen den einzelnen Stationen eines einzigen Krankenhauses divergieren. Eine derartige Analyse wurde z. B. von Munzinger (Tabelle 1) durchgeführt. Während Pseudonomas aeruginosa der zweithäufigste Keim in der Medizinischen Klinik war, spielte er in der chirurgischen Bettenstation nur eine untergeordnete Rolle.

Tabelle 1 Bakterielles Spektrum nosokomialer Infektionen

Keimspektrum	Prozentuale Häufigkeit der Isolate		
	USA[1] (1981)	*England*[2] (1981)	*Freiburg*[3] (1980)
Escherichia coli	18,8	26,1	17,7
Staphylococcus aureus	10,3	17,6	28,4
Streptococcus faecalis	9,0	4,0	11,2
Pseudomonas aeruginosa	7,8	7,0	10,2
Klebsiella spp.	7,6	7,2	6,3
Proteus spp.	7,1	11,2	4,6
Staphylococcus epidermidis, Koagulase-negativ	3,6	3,0	6,5

[1] CDC – N. I. Dep., Atlanta 1981
[2] Meers, R. et al.: Hosp. Inf., *2*: I (1981)
[3] Daschner, F. et al.: DMW, *106*: 101 (1981)

Das Erregerspektrum variiert jedoch nicht nur in Abhängigkeit von regionalen Gegebenheiten, es lassen sich vielmehr auch bei den einzelnen Krankheitsbildern charakteristische Bakterienarten feststellen. Ein Beispiel für die im Krankenhaus erworbene Sepsis ist in Tabelle 2 aufgezeigt. Während bei den Neugeborenen Klebsiella pneumoniae als häufigster Sepsiserreger auftrat, dominierte auf der Allgemeinstation für Erwachsene und auf der Intensivstation Staphylococcus aureus bei diesem Krankheitsbild.

Unabhängig von diesen Unterschieden läßt sich feststellen, daß die häufigsten Erreger nosokomialer Infektionen Bakterien sind, die in der physiologischen Flora von Patienten und Personal vorkommen; sie sind also im Krankenhaus weit verbreitet. „Exoten" wie Legionella spp. und andere spielen daneben nur eine untergeordnete Rolle.

Veröffentlichungen über das Erregerspektrum nosokomialer Infektionen differenzieren normalerweise nicht, ob es sich um Patienten mit normaler Abwehrlage bzw. Frischoperierte handelt oder um Patienten, deren Immunabwehr geschwächt ist. Deshalb wurde in

Tabelle 2 Erregerspektrum nosokomialer Sepsis

Keimspektrum	Häufigkeit der Isolate (%)		
	Allgemein[1]	Intensiv[1]	Neugeborene[2]
Staphylococcus aureus	43,2	44,1	15,00
Staphylococcus epidermidis	14,7	12,2	25,00
Escherichia coli	10,3	8,2	7,25
Proteus mirabilis	6,2	3,4	
Pseudomonas aeruginosa	4,2	6,8	0,50
Streptococcus faecalis/faecium	4,2	4,8	7,25
Enterobacter spp.	3,2	2,7	
Klebsiella pneumoniae	3,2	5,4	35,00
Streptococcus agalactiae (Gr. B)	3,2	1,4	
Serratia spp.	2,2	1,4	

[1] Daschner, F.: MMW, *123*: 659 (1981)
[2] Goldmann: J. Inf. Dis., *144*: 449 (1981)

Tabelle 3 Erregerspektrum auf verschiedenen Stationen [1]

Keimspektrum	Med. Klinik (Betten-Station)	Chir. Klinik (Betten-Station)
Escherichia coli	23,0	17,2
Pseudomonas aeruginosa	17,9	3,9
Staphylococcus aureus	10,3	16,4
Staphylococcus spp., Koagulase-negativ	2,7	6,2
Streptococcus faecalis	X	18,0
Enterobacter cloacae	5,0	X

X = nicht unter den 5 häufigsten Erregern

[1] Munzinger, I. et al.: Schweiz. Med. Wschr., *113*: 1782–1790 (1983)

Zusammenarbeit mit der Chirurgischen Klinik des Krankenhauses Moabit eine Studie durchgeführt, deren Ziel es war, das Erregerspektrum bei Frischoperierten zu ermitteln. Mit Hilfe eines Infektionsmeldezettels wurden alle Infektionen erfaßt und anschließend nach den Kriterien der CDC (Centers for Disease Control, Atlanta, USA, Outline 1974) entschieden, ob es sich um eine im Krankenhaus erworbene Infektion handelte oder nicht. Aus insgesamt 1177 Meldezetteln ließen sich 100 Patienten mit einer Infektion erfassen (Tabelle 4). Bei 75 dieser Patienten war eine mikrobiologische Diagnose des Erregers möglich. Von insgesamt 71 operierten Patienten hatten 35 ihre Infektion im Krankenhaus erworben. Am häufigsten waren Wund- und Harnwegsinfektionen, gefolgt von Pneumonien; ferner wurden eine Sepsis und eine Osteomyelitis festgestellt. Das Erregerspektrum ist in den Tabellen 5 und 6 aufgeschlüsselt. Eine mikrobiologische Analyse der 35 nosokomialen Infektionen war nur in 19 Fällen möglich, von den übrigen 16 Patienten wurde kein Material zur Untersuchung eingesandt. Bei den 19 Infektionen mit Erregernachweis handelte es sich um Pneumonien sowie Harnwegsinfektionen und die Sepsis. Die Tatsache, daß bei 16 von 35 Patienten seitens der behandelnden Ärzte kein Erregernachweis angestrebt wurde, zeigt, daß über die Notwendigkeit, nosokomiale Infektionen zu erfassen und bakteriologisch abzuklären, dringend und intensiv aufge-

Tabelle 4 Analyse von Infektionen bei chirurgischen Patienten (Krankenhaus Moabit 1984; Zeitraum der Untersuchung: 1.1.84–23.10.84)

Eingegangene Meldezettel	1177
Patienten m. Infektionen	100
Patienten mit bakteriolog. Befund	75/100
Zahl der operierten Patienten	71
Patienten mit nosokomialer Infektion	35/71
Patienten mit bakteriologischem Befund bei nosokomialer Infektion	19/35

Tabelle 5 Spektrum von Bakterien nosokomialer Infektionen bei 19 Patienten (Krankenhaus Moabit 1984)

Staphylococcus aureus	7
Staphylocuccus spp. (Koagulase-negativ)	7
Streptococcus spp. (serol. Gr. A, B, C)	3
Escherichia coli	4
Clostridium perfringens	1
Pseudomonas aeruginosa	2

Tabelle 6 Keimspektrum bei Operationen der Kategorie I – aseptischen Knochenoperationen (Kompletter Hüftgelenkersatz und Osteosynthesen; Krankenhaus Moabit)

Staphylococcus spp. (Koagulase-negativ)	2
Staphylococcus aureus	4
Escherichia coli	1
Pseudomonas aeruginosa	1
Streptococcus agalactiae (Gr. B)	1
Clostridium perfringens	1

klärt werden muß. Erwartungsgemäß dominierte Staphylococcus aureus als Erreger nosokomialer Infektionen bei diesen chirurgischen Patienten. Bei aseptischen Operationen (Hüftgelenkersatz, Osteosynthese) waren Koagulase-negative Staphylokokken die zweithäufigsten Erreger. Bei diesem Bakterium stellt sich nach der Isolierung aus dem Untersuchungsmaterial immer die Frage „Kontaminant" oder „Infektionserreger". Dieser früher als apathogen bezeichnete Keim gewinnt – wie auch unser Beispiel zeigt – als Erreger nosokomialer Infektion zunehmend Bedeutung. Das gilt insbesondere dort, wo Kunststoffe implantiert werden (Endoprothesen, Herzklappen, Katheter etc.). So konnten Franco et al. (Tabelle 7) zeigen, daß tiefe, spät auftretende Wundinfektionen bei Hüftgelenkoperationen (n = 17170) am häufigsten, nämlich in 41% der Fälle, durch Koagulase-negative Staphylokokken verursacht wurden. Das gleiche gilt auch für postoperative Herzklappenendokarditiden (Tabelle 8) und für die Peritonitis (Katheter-induziert?) bei der kontinuierlichen ambulanten Peritonealdialyse (Tabelle 9). Es ist seit langem bekannt, daß Koagulase-negative Staphylokokken bei Patienten mit Venenkathetern zu Bakteriämien und Sepsis führen können (z. B. Tabelle 10, zusammengestellt nach Polis und Olson).

Dieser Keim ist durch eine hohe Resistenzquote gegenüber den sonst wirksamen und gebräuchlichen Antibiotika, wie z. B. Oxacillin, Gentamicin und Tobramycin, charakterisiert (Tabelle 11). Die Behandlung einer Infektion wird daher deutlich erschwert.

Tabelle 7 Koagulase-negative Staphylokokken bei Wundinfektionen nach Hüftgelenksoperationen (n = 17 170) [1]

Erreger	Frühinfektion	Spätinfektion
Staphylococcus aureus	58%	39%
Staphylococcus spp., Koagulase- negativ	21%	41%
Enterobacteriaceae	17%	10%
andere	4%	5%

[1] Franco, J. A. et al.: In Benett: Hospital–Infections. Little, Brown & Co, Boston, 1979

Tabelle 8 Koagulase-negative Staphylokokken bei Herzklappenoperationen (1975–1982) [1]

2642 Patienten mit HK-Operationen
davon
116 Patienten mit Herzklappenendokarditis *(4,4%)*

Staphylococcus sp. (Koagulase-neg.)	51 Isolate
Staphylococcus aureus	10 Isolate

[1] Cadlerwood, S. B., ICAAC, 1984

Tabelle 9 Koagulase-negative Staphlokokken bei kontinuierlicher ambulanter Peritonealdialyse (CAPD) 1978–1981 [1]

47 Patienten
67 Peritonitisperioden (83%)
72 positive Bakterienkulturen

Staphylococcus aureus	30 Isolate
Staphylococcus sp. (Koagulase-negativ)	22 Isolate
Enterobacteriaceae	3 Isolate

[1] Mergervan: Nieren- und Hochdruckkrankheiten, *12*: 483 (1983)

Tabelle 10 a Vorkommen Koagulase-negativer Staphylokokken bei Venenkathetern

Spezies	64 Patienten in 18 Monaten [1]	43 Patienten in 3 Jahren [2]
Staphylococcus spp. (Koagulase-negativ)	5	4
Klebsiella spp.	3	3
Escherichia coli	1	–
Streptococcus pneumoniae	1	–
Staphylococcus aureus	–	3
Enterobacter cloacae	–	3

[1] Polis, M. A. et al., ICAAC 1984
[2] Olson, T. A. et al., ICAAC 1984

Tabelle 10b Charakterisierung der Patienten mit Bakteriämien durch Koagulase-negative Staphylokokken – Gegenüberstellung mit Patienten mit vergleichbarer Grunderkrankung, Alter etc. ohne Bakteriämie [1]

	A (16 Patienten mit Staphylokokken-Nachweis)	B (32 Patienten – Kontrolle)	Signifikanz
Krankenhausverweildauer (Tage)	54	7	S
zentraler Venenkatheter (n)	14	2	S
Arterieller Katheter (n)	4	2	–
Liegedauer der Katheter (Tage)	16	4	S
Dauer der Antibiotikatherapie (Tage)	22	3	S

[1] Sattler, F. R. et al.: Infection-Control *5*: 279 (1984)

Tabelle 11 Resistenzverhalten von Koagulase-negativen Staphylokokken im Vergleich mit S. aureus (% resistenter Stämme) (Krankenhaus Moabit 1983)

	Staphylococcus sp. Koagulase-negativ n = 335	Staphylococcus aureus n = 202
Penicillin	70	75
Oxacillin	22	3
Gentamicin	25	12
Tobramycin	25	12
TMP/SMZ	27	12
Tetracyclin	42	n. d.
Erythromycin	8	11

Von verschiedenen Arbeitsgruppen wurde untersucht, warum Infektionen mit Koagulase-negativen Staphylokokken gehäuft nach Implantation von Kunststoff auftreten. Aus Untersuchungen von z. B. Locci et al. (Zbl. Bakteriologie Hygiene I B, 285–307, 1981) geht hervor, daß Koagulase-negative Staphylokokken eine besondere Affinität zu Kunststoffen besitzen. Die Autoren untersuchten verschiedene Materialien, wie Polyethylen, Polyester, Polyvinylchlorid, Teflon etc., und stellten dabei fest, daß sich die Staphylokokken auf der Oberfläche ansiedelten. Die makroskopisch zwar glatt erscheinenden Oberflächen zeigen im elektronenmikroskopischen Bild Risse und Aufrauhungen, die eine Adhäsion der Keime ermöglichen. Zur Vermehrung verwenden die Keime Nahrungsstoffe aus dem sie umgebenden Gewebe bzw. aus dem Blut; sie können aber auch Bestandteile aus dem Kathetermaterial selbst verwerten, wie In-vitro-Versuche zeigten. Die Bakterienzellen „fressen" sich in das Kathetermaterial hinein und decken sich mit einer von ihnen selbst gebildeten Schleimsubstanz zu. Diese liegt als Hülle um sie, ist aber keine Kapsel, da sie nur leicht aufgelagert ist. Dennoch können sich die Bakterien damit den Abwehrmechanismen des Körpers entziehen. Aus dem Kathetermaterial selbst konnten nach 96 Stunden noch Staphylokokken angezüchtet werden, während dies aus dem Lumen des Katheters mit Hilfe einer Spülflüssigkeit nicht möglich war. Bestimmte Zucker und Caseinhydrolysat stimulieren die Produktion der Schleimsubstanz Tunicamycin; durch eine Glykolisierungsinhibitor kann sie hingegen gehemmt werden. Weitere Eigenschaften der Schleimsubstanz konnten inzwischen nachgewiesen werden (Tabelle 12). Zusätzlich zur Adhäsion, die zur Virulenzsteigerung führt, wurden folgende Wirkungen gesehen:

1. Erhöhung der minimalen Hemmkonzentration gegenüber Antibiotika
2. Erhöhung der Resistenz gegen Desinfektionsmittel
3. Hemmung der Phagozytoseleistung von Leukozyten
4. Hemmung der Lymphozytenstimulation.

Diese Koalugase-negativen Staphylokokken greifen also direkt in die Abwehrmechanismen des Menschen ein. Zur Bekämpfung von Kunststoff-assoziierten Infektionen mit Koagulase-negativen Staphylokokken muß daher nach Wegen gesucht werden, die eine Ansiedlung der Keime am Kunststoff verhindern bzw. die Produktion der Schleimsubstanz unterbinden. In der augenblicklichen Situation kann der Kliniker eine derartige Infektion nur dadurch beherrschen, daß er das Plastikmaterial (Katheter, Tuben etc.) entfernt. Eine Aufbereitung von Kathetermaterialien mit Desinfektionsmitteln kann riskant sein, so daß die Frage der Sterilisation bzw. der vorherigen gründlichen mechanischen Reinigung diskutiert werden muß.

Bei dem prophylaktischen Einsatz eines Antibiotikums, z. B. bei Herzklappenoperationen, muß an die besondere Resistenzlage der Koagulase-negativen Staphylokokken gedacht werden. Dasselbe gilt für die Behandlung von Spätinfektionen nach Hüftgelenksoperationen.

Tabelle 12 Auswirkungen der Schleimproduktion bei Koagulase-negativen Staphylokokken [1]

1. Hemmung der Lymphozyten-Stimulation
2. Hemmung der Phagozytoseleistung der Leukozyten
3. Virulenzsteigerung: Adhärenz an Kunststoffen erhöht
4. Erhöhung der minimalen Hemmkonzentration gegenüber Antibiotika
5. Erhöhung der Resistenz gegenüber Desinfektionsmitteln

[1] G. M. Johnson, et al; LM Badow et al., JCAAC, 1984; Exner (Vortrag im Krankenhas Moabit, Dez. 1984); Peters: Infection, *12*: 235 (1984)

Zusammenfassung

Die Bedeutung von Koagulase-negativen Staphylokokken als Erreger nosokomialer Infektionen, insbesondere bei Patienten, denen Kunststoffe implantiert wurden (Hüftgelenk, Herzklappen, Venenkatheter etc.), ist bewiesen worden. Untersuchungen über die Pathogenese derartiger Infektionen zeigen, daß diese Keime die Fähigkeit besitzen, Kunststoffe zu besiedeln und sich durch die Produktion einer Schleimsubstanz den Abwehrmechanismen des Körpers zu entziehen. Diese Erkenntnisse sollten zu neuen Überlegungen bei der Bekämpfung von Infektionen mit Koagulase-negativen Staphylokokken führen. Bei frischoperierten Patienten ohne Kunststoffimplantate ist Staphylococcus aureus der wichtigste Erreger nosokomialer Infektionen, gefolgt von Escherichia coli und Streptokokken.

Bakterielle Erreger bei aktiv immunsupprimierten Patienten

Alexander von Graevenitz

Da sich die folgenden Ausführungen auf Bakterien beschränken, die bei aktiv immunsupprimierten Patienten vorkommen, bietet sich ein Einteilungsschema nach Erregern und prädisponierenden Faktoren an (s. Tabellen 1 und 2). Die Ursachen für eine Immunsuppression sind jedoch bei einem Patienten im allgemeinen multipel (z. B. Steroidtherapie *und* Antitumor-Chemotherapie), so daß eine „saubere" Unterteilung der Defekte häufig nicht möglich ist.

Eine weitere Einschränkung der Thematik ist für den Mikrobiologen dadurch gegeben, daß bestimmte Bakterien, die von immunsupprimierten Patienten isoliert werden, relativ leicht diagnostizierbar sind. Sie wurden in einer früheren Publikation besprochen [9]. Hier soll auf solche Bakterien eingegangen werden, an die der Arzt nicht denkt, deren Signifikanz ihm nicht ohne weiteres bekannt ist oder deren Isolierung bzw. Erkennung bestimmter Techniken bedarf. Keine dieser Bakterien sind spezifische Nosokomialkeime; sie werden auch bei nicht hospitalisierten und nicht immunsupprimierten Patienten beobachtet. Aus Gründen der Übersichtlichkeit wird bei der Besprechung an einem bestimmten Grundschema festgehalten. „Aktive Immunsuppression" ist nicht gesondert aufgeführt und bedeutet Therapie mit Kortikosteroiden, Antilymphozytenserum, Röntgenstrahlen, Zytostatika oder Azathioprin.

Tabelle 1 Grampositive Bakterien als Infektionserreger bei immunsupprimierten Patienten

Bakterien	Granulozyten-Defekte	Antikörper-Defekte	Komplement-Defekte	Defekte der zellvermittelten Immunität	Lokale Defekte (z. B. mukokutan)	Assoziiert mit Apparaturen oder Eingriffen
Staphylokokken	+++	+			++	++
Streptokokken[a]	++	+++	+++(C_2, C_3)	+[b]	++	
Enterokokken					++	++
Bacillus spp.	++					++
Listeria monocytogenes				+++		
Corynebakterien	++					++
Rhodococcus equi				?+++		
Nocardia spp.	?+	++		++	++	
Mycobacterium spp.[c]				+++	++	++[d]

[a] inkl. Pneumokokken aber exkl. Enterokokken
[b] Pneumokokken bei M. Hodgkin
[c] nehmen Gramfärbung selten an
[d] M. chelonei

Tabelle 2 Gramnegative Bakterien als Infektionserreger bei immunsupprimierten Patienten

Bakterien	Granulozyten-Defekte	Antikörper-Defekte	Komplement-Defekte	Defekte der zellvermittelten Immunität	Lokale Defekte (z. B. mukokutan)	Assoziiert mit Apparaturen oder Eingriffen
Neisseria gonorrhoeae/ meningitis		+++	+++(C_5–C_8)			
Branhamella catarrhalis	+	+++			++	
Haemophilus spp.		+++	++(C_2)		++	
Capnocytophaga ochracea	+++					
Campylobacter fetus	?+	++		?+		
Pseudomonas spp.	+++	+			++	+++
Acinetobacter calocoaceticus	+++				++	+++
Enterobacteriaceae[a]	+++	+	?+		++	++[b]
Salmonella spp.				+++	+	
Aeromonas spp.	+++					
Legionella spp.				+++	++	
Anaerobier	++				+++	

[a] außer Salmonella und Yersinia
[b] hauptsächlich K-E-S-Gruppe

1. Koagulase-negative Staphylokokken [22, 26]

Diese Keime scheinen auf den ersten Blick in die leicht diagnostizierbare Kategorie zu fallen. Infolge ihres gehäuften Auftretens bei nosokomialen Infektionen ist jedoch ihre Signifikanz heute viel kritischer zu beurteilen als früher; und eine Speziesdifferenzierung – etwa mit kommerziell erhältlichen Systemen [3, 7] – oder gar eine Typisierung [3] mag in Zukunft wichtig werden.

Infektionen bei Immunsupprimierten:

V. a. Septikämien, aber auch Pneumonien, Ösophagitis, Kolitis, Wundinfektionen.

Risikofaktoren:

Granulozytopenie, multiple Antibiotikagaben (außer Vancomycin), lokale Katheterinfektionen und andere mukokutane Defekte.

Quellen:

Intravaskuläre Katheter, Haut und Schleimhäute (Intestinal- und Respirationstrakt).

Übertragung:

Bisher nicht nachgewiesen (endogene Infektionen).

Isolierung:

Auf üblichen Nährböden; zur Frühdiagnose „surveillance cultures“ ratsam.

Diagnose:

Koagulase; für epidemiologische Zwecke Speziesbestimmung (meist S. epidermidis) [23], eventuell Typisierung (Biochemie, Antibiogramm, Plasmidprofile).

Signifikanz der Isolate:

Mehrfachisolierung; bei Reinkultur Korrelation mit klinischen Daten.

Antibiotische Sensibilität:

Die meisten Stämme aus signifikanten Infektionen sind gegenüber mehr Antibiotika resistent als durchschnittliche Stämme von S. aureus. Methicillin-resistente Stämme können gegen Cephalosporine [26] empfindlich oder resistent sein.

2. Corynebacterium JK [15, 19, 20]

Dieser Keim wird im Institut für Medizinische Mikrobiologie der Universität Zürich etwa einmal pro Woche isoliert.

Infektionen bei Immunsupprimierten:

V. a. Septikämie und Katheterinfektionen.

Risikofaktoren:

Granulozytopenie, multiple Antibiotikagaben, lokale Katheterinfektionen und andere mukokutane Defekte.

Quellen:

Rektum, Haut (Leistenbeuge, Axilla), Pharynx.

Übertragung:

Nicht genau bekannt (endogene Infektion oder Kreuzinfektion?).

Isolierung:

Blutagar (mit Antibiotika, falls aus Mischkulturen) [25].

Diagnose [17]:

Grampositive kokkobazilläre Stäbchen, anhämolytisch, Glukose (CTA) und Katalase positiv; Maltose positiv oder negativ; Saccharose, Nitrat, Urease, ONPG, Wachstum auf TSI-Agar (meist) negativ.

Signifikanz von Isolaten:

Korrelation mit klinischen Daten wichtig, da Kolonisierung oder Infektion vorliegen kann.

Antibiotische Sensibilität:

Multiple Antibiotika-Resistenz außer gegen Vancomycin und gelegentlich gegen Erythromycin, Rifampicin oder Tetracyclin (Mueller-Hinton Agar mit Blutzusatz!).

Ein verwandter Keim, *Corynebacterium D-2* („JK-like"), ist Urease-positiv und nicht saccharolytisch; er wird beim gleichen Patientengut beobachtet und ist ebenfalls multiresistent [20].

3. Rhodococcus equi (früher Corynebacterium equi) [21]

Dieses Bakterium, das bei Pferden, Schweinen und Schafen vorkommt, wird in der Humanbakteriologie selten isoliert. Der Verfasser hat aus Sputen zwei Stämme, aus einer Wunde einen Stamm isoliert.

Infektionen bei Immunsupprimierten:

V. a. Pneumonie, eventuell mit Septikämie und/oder Abszeßbildung in anderen Organen.

Risikofaktoren:

Defekte der zellvermittelten Immunität (?); Kontakt zu Pferden, Schweinen, Schafen.

Quellen:

Erdboden und Haustiere (s. oben).

Übertragung:

Wahrscheinlich aerogen (Tröpfchen).

Isolierung:

Blutagar.

Diagnose:

Grampositive kokkoide Stäbchen; mukoide anhämolytische Kolonien mit lachsfarbenem Pigment. Katalase positiv. Glukose, Maltose, Urease, Nitrat variabel. Saccharose negativ. „Herablaufendes" Wachstum auf TSI-Agar.

Signifikanz:

Bisher jedes Isolat klinisch signifikant.

Antibiotische Sensibilität:

Gewöhnlich resistent gegen Penicillin und Cephalothin, sensibel gegen Aminoglycoside, Erythromycin, Chloramphenicol, Vancomycin.

4. Nocardia spp. [1, 14, 18]

Der Arzt muß den Mikrobiologen auf die Möglichkeit des Vorliegens einer Nocardiose aufmerksam machen, da Nocardien wegen ihres langsamen Wachstums nur auf Verlangen isoliert werden können. Die Spezies *N. asteroides* kommt am häufigsten vor (wir haben sie 1984 viermal isoliert), gefolgt von *N. brasiliensis* und *N. caviae*. Letztere finden sich vor allem bei extrapulmonalen Prozessen [1].

Infektionen bei Immunsupprimierten:

Pneumonien, Abszesse (z. B. Gehirnabszeß), Hautinfektionen, seltener Infektionen anderer Organsysteme.

Risikofaktoren:

Hypogammaglobulinämie, Krankheiten mit verminderter zellvermittelter Immunität, Diabetes mellitus, Alkoholismus, chronische Lungenaffektionen.

Quellen:

Erdboden, Staub; Kolonisierung.

Übertragung:

Endogene Infektion; Übertragung von Mensch zu Mensch wahrscheinlich sehr selten.

Isolierung:

Bei respiratorischer Nocardiose ist Sputum ineffizient; besser sind (in dieser Reihenfolge) Bürstenbiopsie, perkutane Lungenaspiration, Nadel- oder offene Lungenbiopsie, Blutkultur selten positiv, Liquor sozusagen nie. Wachstum auf Blutagar und auf Löwenstein-Jensen-Medium (oft auch nach Dekontamination, wie sie im Tuberkulose-Labor vorgenommen wird) in 2 Wochen.

Diagnose:

Grampräparat (direkt: feine, lange grampositive Fäden mit Verzweigungen; Kultur: lange und „abbrechende" kurze Stäbchen). Partiell säurefeste Färbung! Typische Kolonie-Morphologie. Urease-positiv. Spezies-Differenzierung mittels Casein-, Tyrosin- und Xanthin-Spaltung.

Signifikanz von Isolaten:

N. asteroides kann gelegentlich ohne klinische Symptome aus dem Respirationstrakt isoliert werden – Kolonisierung?

Antibiotische Sensibilität:

In-vitro-Resultate korrelieren ungenügend mit in-vivo-Resultaten (Therapie im allgemeinen mit Trimethoprim-Sulfamethoxazol oder mit Amikazin).

5. Atypische Mykobakterien (insbesondere M. avium-Komplex und schnellwachsende Spezies [5, 12, 24]

Das vermehrte Auftreten dieser Bakterien bei AIDS-Patienten hat die Aufmerksamkeit ganz besonders auf sie gelenkt.

Infektionen bei Immunsupprimierten:

Pneumonie, miliare Dissemination, Haut- und subkutane Infektionen (letztere häufiger bei schnellwachsenden Mykobakterien).

Risikofaktoren:

AIDS und andere Defekte der zellvermittelten Immunität.

Quellen:

Unbelebte Umgebung.

Übertragung:

Wahrscheinlich Inhalation.

Isolierung:

Sputum und Gewebsproben auf Mykobakterien-Medien. Blutkulturen können ebenfalls positiv sein: schnellwachsende Mykobakterien in permanent belüftetem biphasischem BHI-Medium, M. avium-Komplex auf biphasischem 7 H 11/BHI-Agar oder im Bactec-System. Bebrütungsdauer 1–3 Wochen; im Isolatorsystem 2–7 Wochen [2, 16]. Knochenmarkskultur!

Diagnose:

Wie üblich für Mykobakterien.

Signifikanz der Isolate:

Bei Immunsuppression große Wahrscheinlichkeit klinischer Signifikanz, v. a. wenn aus extrapulmonalen Proben isoliert.

Antibiotische Sensibilität:

Bei *M. avium-Komplex* Testung ohne Bedeutung für Therapie. *M. fortuitum* oft sensibel gegen Amikacin, Doxycylin oder Trimethoprim-Sufamethoxazol.

6. Branhamella catarrhalis [4, 11]

Dieser früher als *Neisseria catarrhalis* bekannte Keim ist erst in der letzten Dekade als Erreger opportunistischer Infektionen bekannt geworden. Wir haben eine solche Infektion bis heute nicht gesehen, den Keim jedoch wiederholt aus Sputen isoliert.

Infektionen bei Immunsupprimierten:

Vor allem Pneumonien, seltener Septikämien.

Risikofaktoren:

Chronische Lungenschäden; Hypogammaglobulinämie, Neutropenie.

Quellen:

Kolonisierung im oberen Respirationstrakt.

Übertragung:

Fraglich (endogene Infektion?).

Isolierung:

Blutagar, oft auch Thayer-Martin-Agar.

Diagnose:

Asaccharolytische gramnegative Kokken, Oxidase und DNase positiv, Kolonien im ganzen verschiebbar, Nitrat positiv.

Signifikanz von Isolaten:

Kann kolonisierender Keim sein, daher Korrelation mit klinischem Befund wichtig.

Antibiotische Sensibilität:

Kann Betalaktamase bilden; Empfindlichkeit sonst derjenigen der Neisserien entsprechend.

7. Capnocytophaga ochracea [10]

Dieses gramnegative Stäbchen, früher als *Bacteroides ochraceus* bekannt, wurde zuerst als Erreger bei der juvenilen Periodontitis beschrieben. Es kann jedoch auch in der normalen Mundhöhle gefunden werden. Wir haben eine Lymphknoteninfektion bei einem nicht-immunsupprimierten Kind beobachtet.

Infektionen bei Immunsupprimierten:

Vor allem Septikämie.

Risikofaktoren:

Neutropenie, orale Ulzerierung.

Quellen:

Mundhöhle.

Übertragung:

Bisherige Infektionen offenbar endogen.

Isolierung:

Obligat kapnophil, wächst auf Blutagar in 2–4 Tagen, kein Wachstum auf McConkey-Agar, Selektivmedium mit Bacitracin und Polymyxin B.

Diagnose:

Gelbliche, „schwärmende", gelegentlich adhärente Kolonien; Oxidase, Katalase, Urease-negativ; Glukose, Saccharose, Maltose positiv.

Signifikanz von Isolaten:

Jeder nicht aus der Mundhöhle isolierte Stamm war bisher klinisch signifikant.

Antibiotische Sensibilität:

Sensibel gegen Betalaktam-Antibiotika, resistent gegen Aminoglykoside.

8. Aeromonas spp. [6, 8]

Das Genus *Aeromonas* ist mittlerweile in drei Spezies unterteilt, von denen *A. hydrophila* bei Immunsupprimierten am häufigsten vorkommt. Wir sehen pro Jahr etwa 6 Fälle bei derartigen Patienten.

Infektionen bei Immunsupprimierten:

Vor allem Septikämie, gelegentlich Infektionen anderer Organsysteme.

Risikofaktoren:

Neutropenie, Umgang mit infiziertem Wasser, eingeschränkte Leberfunktion.

Quellen:

Wasser, Nahrungsmittel, Erdboden, Intestinalflora.

Übertragung:

Meist endogene Infektionen (Darmflora), deren Quelle schlußendlich Wasser oder Nahrungsmittel sind. Hospitalübertragung bisher nur sehr selten beobachtet.

Isolierung:

Wachstum auf Blutagar und McConkey-Agar.

Diagnose:

Oxidase-positive gramnegative Stäbchen, nicht halophil, resistent gegen O/129; mögliche Verwechslung mit E. coli, falls Laktose-positiv. Viele Stämme beta-hämolytisch.

Signifikanz klinischer Isolate:

Alle nicht aus dem Stuhl isolierten Stämme waren bisher klinisch signifikant.

Antibiotische Sensibilität:

Meist resistent gegen Ampicillin und Carbenicillin und sensibel gegen Aminoglycoside, Chloramphenicol, Tetracyclin. Sensibilität gegen Cephalothin variabel.

9. Legionella pneumophila [13]

Dieser Keim kann wegen seiner speziellen Nährbodenansprüche nur auf ausdrücklichen Wunsch gezüchtet werden. Wir isolieren etwa 2–3 Stämme pro Jahr.

Infektionen bei Immunsupprimierten:

Vor allem Pneumonien, selten sind andere Organsysteme betroffen.

Risikofaktoren:

Lungenschädigungen, Kontakt mit infiziertem Wasser, Niereninsuffizienz, Alkoholismus, Diabetes mellitus.

Quellen:

Vor allem Wasser.

Übertragung:

Wahrscheinlich durch Aerosolbildung.

Isolierung:

Charcoal-Yeast Extract-Agar und verschiedene Selektivmedien (mit Vancomycin, Colistin, Cefamandol). Sputum ineffizient, besser Punktate, gelegentlich Blutkultur positiv.

Diagnose:

Direkte Immunfluoreszenz (Sensibilität in Sputum ca. 55%); Kultur (kein Wachstum auf Blutagar und Schokoladenagar, Fluoreszenz, Oxidase positiv, Bestätigung durch Immunfluoreszenz). IFA-Titer $\geq$ 1:256 (asymptomatische Serokonversionen kommen vor).

Signifikanz von Isolaten:

Menschliche Isolate bisher durchweg klinisch signifikant.

Antibiotische Sensibilität:

Testung sehr schwierig, aber wegen Erythromycin-Sensibilität bisher nicht notwendig.

Literatur

[1] Beaman, B. L. et al.: Nocardial infections in the United States, 1972–1974. J. Infect. Dis. *134* (1976), 286–289.

[2] Berlin, O. G. W. et al.: New biphasic culture system for isolation of mycobacteria from blood of patients with acquired immune deficiency syndrome. J. Clin. Microbiol. *20* (1984), 572–574.

[3] Christensen, G. D. et al.: Characterization of clinically significant strains of coagulase-negative staphylococci. J. Clin. Microbiol. *18* (1983), 258–269.

[4] Diamond, L. A., B. Lorber: *Branhamella catarrhalis* pneumonia and immunoglobulin abnormalities: a new association. Am. Rev. Respir. Dis. *129* (1984), 876–878.

[5] Feld, R., G. P. Bodey, D. Gröschel: Mycobacteriosis in patients with malignant disease. Arch. Intern. Med. *136* (1976), 67–70.

[6] Freij, B. J.: *Aeromonas:* biology of the organism and diseases in children. Pediatr. Infect. Dis. *3* (1984), 164–175.

[7] Giger, O., C. C. Charilaou, K. R. Cundy: Comparison of the API Staph-Ident and DMS Staph-Trac systems with conventional methods used for the identification of coagulase-negative staphylococci. J. Clin. Microbiol. *19* (1984), 68–72.

[8] von Graevenitz, A.: Aeromonaden als Erreger nosokomialer Infektionen. Hyg. Med. *5* (1980), 289–296.

[9] von Graevenitz, A.: Erreger nosokomialer Infektionen. In: Thofern, E., K. Botzenhart (Hrsg.): Hygiene und Infektionen im Krankenhaus, S. 39–49. G. Fischer, Stuttgart, 1983.

[10] Hawkey, P. M. et al.: *Capnocytophaga ochracea* infection: two cases and a review of the published work. J. Clin. Pathol. *37* (1984), 1066–1070.

[11] Henny, F. C. et al.: *Branhamella catarrhalis* septicaemia in a granulocytopenic patient. Infection *12* (1984), 208–209.

[12] Macher, A. M. et al.: Bacteremia due to *Mycobacterium avium-intracellulare* in the acquired immunodeficiency syndrome. Ann. Intern. Med. *99* (1983), 782–785,

[13] Meyer, R. D.: *Legionella* infections: a review of five years of research. Rev. Infect. Dis. *5* (1983), 258–278.

[14] Palmer, D. L., R. L. Harvey, J. K. Wheeler: Diagnostic and therapeutic considerations in *Nocardia asteroides* infection. Medicine *53* (1974), 391–401.

[15] Pearson, T. A., H. G. Braine, H. K. Rathbun: *Corynebacterium* sepsis in oncology patients. JAMA *238* (1977), 1737–1740.

[16] Pierce, P. F., D. R. DeYoung, G. D. Roberts: Mycobacteremia and the new blood culture systems. Ann. Intern. Med. *99* (1983), 786–789.

[17] Riley, P. S. et al.: Characterization and identification of 95 diphtheroid (group JK) cultures isolated from clinical specimens. J. Clin. Microbiol. *9* (1979), 418–424.

[18] Simpson, G. L. et al.: Nocardial infections in the immunocompromised host: a detailed study in a defined population. Rev. Infect. Dis. *3* (1981), 492–507.

[19] Stamm, W. E. et al.: Infection due to *Corynebacterium* species in marrow transplant patients. Ann. Intern. Med. *91* (1979), 167–173.

[20] van Bosterhaut, B., J. Gigi, G. Wauters: Isolement, identification et signification clinique de corynébactéries polyrésistantes. Méd. Mal. Infect. *13* (1983), 515–519.

[21] van Etta, L. L. et al.: *Corynebacterium equi:* a review of 12 cases of human infection. Rev. Infect. Dis. *5* (1983), 1012–1018.

[22] Wade, J. C. et al.: *Staphylococcus epidermidis:* an increasing cause of infection in patients with granulocytopenia. Ann. Intern. Med. *97* (1982), 503–508.

[23] Eng, R. H. K. et al.: Species identification of coagulase-negative staphylococcal isolates from blood cultures. J. Clin. Microbiol. *15* (1982), 439–442.

[24] Wallace, R. J. et al.: Spectrum of disease due to rapidly growing mycobacteria. Rev. Infect. Dis. *5* (1983), 657–679.

[25] Wichmann, S. et al.: Isolation of *Corynebacterium* Group JK from clinical specimens with a semiselective medium. J. Clin. Microbiol. *19* (1984), 204–206.

[26] Winston, D. J. et al.: Coagulase-negative staphylococcal bacteremia in patients receiving immunosuppresive therapy. Arch. Intern. Med. *143* (1983), 32–36.

Antibiotika und nosokomiale Infektionen

B. Wiedemann

Der Zusammenhang zwischen dem Gebrauch von Chemotherapeutika und der Entwicklung von resistenten Bakterien ist seit dem Beginn der Chemotherapie, im Prinzip seit Paul Ehrlich, bekannt. Besonders deutlich wurde dieser Zusammenhang durch den Gebrauch von Penicillin bei Staphylokokkeninfektionen. So berichtet Phillips [1], daß 1948 nur 20% der Staphylokokken Penicillin-resistent waren, während 1958 bereits 80% aller Isolate eine Resistenz gegenüber diesem Antibiotikum zeigten. Die Verbindung von Chemotherapeutika mit nosokomialen Infektionen hingegen ist weniger deutlich nachzuweisen, aber die Tatsache, daß nosokomiale Infektionen besonders häufig dann einen fatalen Ausgang haben, wenn die Erreger gegen die einzusetzenden Chemotherapeutika resistent waren, gab einen deutlichen Hinweis auf die negativen Einflüsse, die die Antibiotika im Zusammenhang mit nosokomialen Infektionen haben können, denn bei Empfindlichkeit der Erreger wird man mit Hilfe der Chemotherapie gute Chancen haben, die Infektionen zu beherrschen. Der Ausgang einer nosokomialen Infektion wird umso schwieriger, je breiter das Resistenzspektrum des Mikroorganismus und je höher seine Virulenz ist. Die Infektionen mit hochvirulenten Mikroorganismen, die im allgemeinen auch heute noch eine Sensibilität gegenüber den Chemotherapeutika besitzen, wie beispielsweise Streptococcus pyogenes, Salmonella typhi und andere, bieten im Bereich nosokomialer Infektionen nicht die wesentlichen Schwierigkeiten. Vielmehr sind es weniger virulente Bakterien bei Patienten mit verminderter Abwehr, die uns Probleme bereiten. Der Einfluß der Chemotherapeutika in diesem Zusammenhang ist auf ihre selektive Wirkung zu reduzieren, denn Selektion bedeutet Reduktion der sensiblen Flora und damit Schaffung eines Lebensraums für die Besiedlung mit resistenten Mikroorganismen. Dies gilt, seien diese Mikroorganismen nun wenig virulent mit Primär-Resistenzeigenschaften wie Pseudomonas, Serratia oder Staphylococcus epidermidis oder seien sie eher virulent mit sekundären Resistenzeigenschaften wie Escherichia coli, Klebsiella und Staphylococcus aureus.

Bei nosokomialen Infektionen muß man das Umfeld des Patienten, den Patienten selbst und die Bakterien berücksichtigen. Veränderungen in der Nukleinsäure-Struktur, die zur Ausprägung von Resistenzeigenschaften führen, ihre Verbreitung auf andere Erreger sowie ihr Lebensbereich in den verschiedenen ökologischen Nischen des Patienten stehen an erster Stelle der Betrachtung. Darüberhinaus aber muß auch der Patient in seinem Umfeld gesehen werden, weil Übertragungen und Besiedlungen seiner ökologischen Nischen aus diesem Umfeld zu erklären sind. Nicht nur die Übertragungen durch die diagnostischen und die therapeutischen Maßnahmen, die Übertragungen von hauseigenen Keimen in einer Abteilung durch das Personal, sondern auch die Mikroorganismen, die mit der Nahrung vom Patienten aufgenommen werden, müssen hier Berücksichtigung finden. Nicht zuletzt wird auch die Selektion von Chemotherapeutika-resistenten Bakterien außerhalb der Humanmedizin, z. B. in der Aufzucht von Nutzvieh, die mit der Nahrung übertragen werden können, stark diskutiert.

Antibiotika-resistente Infektionen können auf verschiedene Weise zustandekommen:

1. Mutanten aus der Erregerpopulation selbst. Dieses Phänomen ist selten, aber, wie neuere Untersuchungen zeigen, nicht ausgeschlossen;
2. durch den Transfer von Resistenzplasmiden, von avirulenten Kontaminanten auf die Erregerpopulation und
3. durch Superinfektion mit resistenten virulenten Stämmen, wobei die Virulenz als relativ zu betrachten ist und in Abhängigkeit von der Empfänglichkeit des jeweiligen Patienten steht.

In den folgenden Ausführungen soll versucht werden, drei Fragen im Zusammenhang mit dem Einfluß der Antibiotika zu beantworten.

1. Woher bekommen Bakterien Resistenzeigenschaften?
2. Wo ist das Reservoir resistenter Bakterien und wie kommt es zustande?
3. Wie kann man den negativen Einfluß der Chemotherapeutika auf nosokomiale Infektionen reduzieren?

1. Woher bekommen Bakterien ihre Resistenzeigenschaften?

Erstmals ist es uns möglich, die Evolution von Organismen an Bakterien über einen überschaubaren Zeitraum direkt zu beobachten. Viele Einzeluntersuchungen fangen an, sich zu einem Gesamtbild zusammensetzen zu lassen. Verschiedene Resistenzeigenschaften entstehen auf ganz unterschiedliche Weise (Abb. 1). Die Wege können zeitweise extrem kompliziert sein, insbesondere dann, wenn die Mikroorganismen Eigenschaften akquirieren müssen, die es nur in weit entfernt verwandten Bakterienarten gibt. Sie können aber auch relativ kurz und übersichtlich sein, wie sich dies bei einigen Mutanten deutlich zeigt. Eine Resistenzeigenschaft wird umso erfolgreicher verbreitet werden können, je mehr das genetische Substrat ökologisch adaptiert ist, d. h., die Bakterienzelle in ihrer normalen Umwelt nicht mehr belastet. Die meisten Mutationen zur Resistenz sind für die Zelle eine relativ hohe Belastung, so daß die Mehrzahl der Resistenzeigenschaften nicht durch Mutationen im Chromosom zustandekommen. Bei diesen Arten von Resistenzeigenschaften ist es daher nötig, Plasmide zu akquirieren, die den Zellen eine zusätzliche Information geben können. Der Weg von einem effektiven Resistenzgen im Chromosom eines entfernt verwandten Bakterienstammes bis zu einem Stadium, wo das Resistenzgen auf einem stabilen, ökologisch adaptierten Plasmid in virulenten Bakterien erscheint, kann außerordentlich kompliziert und eine Folge von sehr vielen verschiedenen, meist sehr seltenen, Ereignissen sein, die nur unter gleichzeitigem Selektionsdruck zum Tragen kommen. Wir können heute davon ausgehen, daß die meisten Resistenzeigenschaften in irgendwelchen Mikroorganismen bereits in einem bestimmten enzymatischen System präformiert vorgekommen sind, bevor es Chemotherapeutika gab.

EVOLUTION OF RESISTANCE GENES

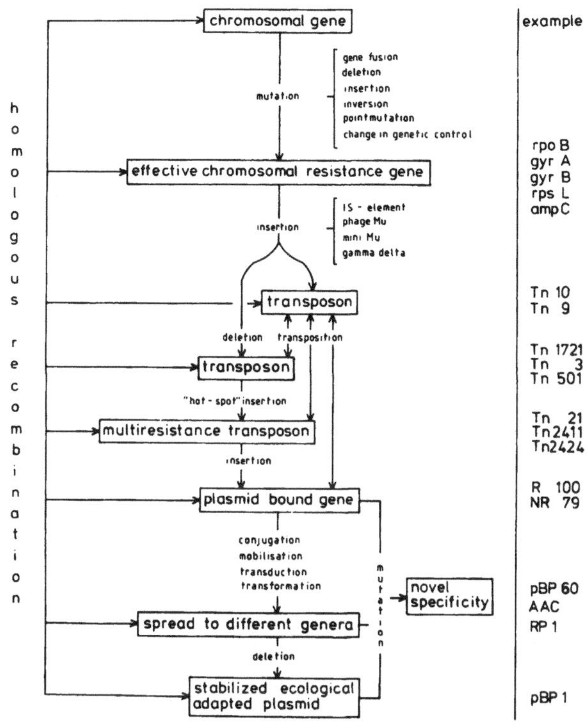

Einige Krankheitserreger können durch Punktmutation mit einer Häufigkeit zwischen 10^{-6} und 10^{-9} Resistenzeigenschaften erlangen, die die Zelle nur wenig belasten. Beispiele hierzu sind die Mutation zur Streptomycin-Resistenz, zur Rifampicin-Resistenz, zur Nalidixinsäure-Resistenz und bei einigen Mikroorganismen – insbesondere Enterobacter cloacae – auch zur Resistenz gegenüber Cephalosporinen. Da gerade die modernen Cephalosporine für die Behandlung nosokomialer Infektionen eine besondere Bedeutung haben, soll auf die letztere Mutation näher eingegangen werden. Ca. 70% aller Enterobacter-Stämme sowie die meisten Citrobacter freundii-Stämme und manche Organismen von Proteus vulgaris und Pseudomonas aeruginosa besitzen β-Laktamasen, die natürlicherweise in kleinen Mengen produziert werden. Besonders bei Enterobacter cloacae kann diese Produktion durch Gabe von Chemotherapeutika – zum Beispiel Cefoxitin – induziert werden, so daß die Zelle eine Resistenz ausprägen kann. Wieweit dieses Phänomen therapeutisch außer für Cefoxitin eine Rolle spielt, ist bisher sehr unklar. Viel wichtiger ist die Tatsache, daß Enterobacter cloacae-Stämme üblicherweise mit extrem hoher Frequenz zwischen 10^{-4} und 10^{-7} das induzierbare Gen durch eine Mutation im Operator-Gen dereprimieren können, so daß der Repressor nicht mehr binden kann. Dadurch produzieren diese Bakterien ständig soviel β-Laktamase, daß sie hochresistent gegen alle β-Laktamantibiotika mit ganz wenigen Ausnahmen sind [2].

Die Untersuchung von natürlicherweise vorkommenden resistenten Bakterien hat gezeigt, daß die Natur nur selten den Weg der Mutation einschlägt, sondern üblicherweise die Akquisition von Resistenzeigenschaften durch Resistenzplasmide bevorzugt. Solche

Plasmide entstehen nicht spontan, sondern auf einem komplizierten Weg, meist über die Ausschneidung von chromosomalen Genen. Sie werden dadurch zu Transposons, die dann auf verschiedene genetische Strukturen überspringen können (Abb. 1) [3]. In die Transposons können einerseits andere Transposons springen und dadurch Multiresistenz-Transposons bilden, wie am Beispiel von Tn4, andererseits aber können durch normale Rekombination, aber auch durch spezifische Rekombinationsstellen Multiresistenz-Transposons – wie im Fall der Tn21-ähnlichen Transposons – ausgebildet werden [4]. Diese auch als „springende Gene" bezeichneten Strukturen werden dann üblicherweise auf ein Plasmid übertragen und erreichen damit ihre Mobilität, um zwischen verschiedenen Bakterienzellen ausgetauscht zu werden, während die bisher geschilderten Vorgänge nur innerhalb einer Zelle stattfinden.

Es gibt nun besondere Plasmide, die nicht an bestimmte Spezies gebunden sind, sondern auch zwischen verschiedenen Spezies übertragen werden können, so daß die Ausbreitung dieser Resistenzgene von apathogenen auf pathogene Mikroorganismen gewährleistet ist [5]. Bei der Ausbreitung der Penicillin-Resistenz auf Neisseria genorrhoeae beispielsweise kann man sich nur eine Kombination von gleichzeitiger Transposition und Übertragung auf eine Empfängerzelle vorstellen, da anders die Verwandtschaftsbarrieren zwischen Enterobakterien und Gonokokken nicht übersprungen werden könnten. Die Ausbreitung zwischen verschiedenen Bakterienzellen wird durch Konjugation, durch Mobilisation und in seltenen Fällen durch Transduktion oder Transformation bewerkstelligt. Bis aber ein ökologisch adaptiertes Plasmid zustande kommt, das die Bakterienzellen nur wenig belastet und ihnen gleichzeitig Resistenz gegenüber Chemotherapeutika verleiht, sind zusätzliche Deletionen überflüssiger oder belastender DNA notwendig. Ein gutes Beispiel für ein solches Plasmid ist das von uns beschriebene Plasmid pBP1 [6], das auch ohne Selektionsdruck in seiner ökologischen Nische im Darm von Mensch und Tier als permanenter Besiedler überleben kann. Es ist ein Plasmid, das sich in fast jedem menschlichen Individuum auf der ganzen Welt finden läßt.

Bei der Entwicklung neuer Chemotherapeutika ist die Hoffnung, Substanzen zu finden, die die bekannten Resistenzeigenschaften durchbrechen können, eines der gesteckten Ziele. Bei solchen Substanzen kann man damit rechnen, daß die Evolution von Resistenzgenen länger dauert, wenn es vollkommen neue Substanzen sind und Mechanismen zu ihrer Abwehr in den pathogenen Bakterien noch nicht vorhanden sind. Sind es aber Substanzen, die große Ähnlichkeit mit der Struktur älterer Substanzen haben, wie zum Beispiel die Cephalosporine der 3. Generation mit ihren Vorgängern, ist zu erwarten, daß die Natur auf relativ schnelle Weise reagieren kann. Hierzu gibt es zwei Beispiele, nämlich einerseits die schon oben erwähnte Mutation des chromosomal kodierten β-Laktamase-Gens zur konstitutiven Produktion, aber andererseits können auch schon auf Plasmiden vorhandene Gene mutieren wie im Fall des SHV-2-Gens, das durch Mutation seine Spezifität derart ändert, daß auch die modernen Cephalosporine durch dieses Enzym inaktiviert werden können. Hiermit ist auch eine Ausbreitung von Resistenzeigenschaften gegenüber 3.-Generations-Cephalosporinen auf alle möglichen gramnegativen Stäbchenbakterien gewährleistet und nur noch eine Frage des notwendigen Selektionsdruckes [7].

Der Einfluß der Chemotherapie auf die hier geschilderten Vorgänge ist extrem hoch anzusetzen, denn alle Ereignisse sind außerordentlich selten und kommen nur zum

Tragen, wenn gleichzeitig Selektionsdruck herrscht. Bei sorgfältiger Beobachtung der Entwicklung kann man aber versuchen, die Chemotherapie so einzurichten, daß die Selektion so limitiert bleibt, daß nicht die Endstufe, nämlich das ökologisch adaptierte Plasmid, entsteht, denn dann würde bei ähnlich starkem Einsatz dieser Chemotherapeutika auch die Resistenz gegenüber diesen Substanzen eine ähnliche Ausbreitung erfahren wie die Sulfonamid- oder Streptomycin-Resistenz, die auch bei Wegfall des Antibiotika-Selektionsdruckes nicht mehr verschwindet.

2. Welches ist das Reservoir für resistente Bakterien?

Alle offenen Körperhöhlen, Haut- und Schleimhautbereiche des Menschen sind natürlicherweise kontaminiert. Die hier ansässige Flora ist relativ stabil. Voraussetzung für die Stabilität ist aber die Unveränderbarkeit der entsprechenden ökologischen Nische. Sowohl in qualitativer als auch in quantitativer Hinsicht ist neben dem Respirationstrakt einschließlich der Mundhöhle sowie dem Urogenitaltrakt die Darmflora bei weitem das wichtigste Reservoir für Bakterien, die nosokomiale Infektionen verursachen können.

Die Entwicklung von resistenten Stämmen aus der Erregerpopulation, die die Infektion verursacht, ist außerordentlich selten. Diese Beobachtung hat zwei Ursachen: 1. Mutationen von empfindlich nach resistent sind bei Bakterien sehr selten. Die Rate beträgt ungefähr 10^{-9}, wenn man von den genannten Ausnahmen absieht. Insofern reicht die Zahl der Zellen im Bereich der Infektion meistens nicht aus, um genügend Mutanten anwachsen zu lassen. 2. Die wenigen Mutanten, die anwesend sein könnten, werden schnell durch spezifische und unspezifische Abwehrmechanismen beseitigt. Unter Berücksichtigung dieser Gegebenheiten wird deutlich, daß die Situation im abwehrgeschwächten Patienten vollkommen anders aussehen kann. Die Zahl der infizierenden Organismen ist üblicherweise höher und die körpereigenen Abwehrmechanismen sind uneffektiv. Insofern kann eine antibiotische Therapie unter diesen Bedingungen aufgrund der Entwicklung resistenter Mutanten wesentlich leichter versagen. Bei Phosphomycin mit einer Mutationsrate, die um 10^{-5} liegt, ist dies wesentlich eher möglich als beim Rifampicin mit einer Mutationsrate, die ungefähr bei 10^{-9} liegt. Aber auch 3.-Generations-Cephalosporine selektieren resistente Mutanten, deren Mutationsrate in einigen Fällen äußerst hoch liegt, bei Enterobacter cloacae zwischen 10^{-4} und 10^{-7}. In all diesen Fällen ist immer eine Kombinationstherapie angezeigt.

Bei Patienten mit intakten Abwehrmechanismen ist das Überwachsen während der antibiotischen Therapie durch resistente Organismen nur dann möglich, wenn die Infektionspopulation bereits aus einer Mischinfektion mit resistenten Bakterien bestanden hat oder wenn der infizierte Bereich durch das Antibiotikum von Bakterien befreit wurde, aber nach wie vor empfänglich für Infektionen bleibt und dann durch resistente Stämme superinfiziert wird.

Während der antibiotischen Therapie kann der Selektionsdruck unglücklicherweise nicht nur auf den Bereich der Infektion beschränkt werden. Daher wird die physiologische Flora des Patienten immer dann verändert, wenn die Konzentration des Chemotherapeutikums eine Höhe erreicht, die notwendig ist, um die sensible Flora zu hemmen.

Denn erst dann ist eine Selektion von resistenten Organismen möglich. Die Konzentration des Chemotherapeutikums in der intestinalen Flora hängt von der Administration „oral“, „intramuskulär“ oder „intravenös“, von der Penetration in verschiedene Kompartimente und von der Eliminationsroute ab. Schon vor 20 Jahren haben wir die Wirkung von einem Gramm Ampicillin täglich oral aufgenommen, genauer untersucht und feststellen können, daß ganz erhebliche Veränderungen in der Darmflora auftreten [8]. Zunächst wird die sensible Flora einschließlich erheblicher Anteile der anaeroben Flora stark reduziert, ebenfalls werden die sensiblen Enterobacteriaceae, insbesondere Escherichia coli, verdrängt und zunächst durch primär-resistente Stämme wie Klebsiellen, aber auch durch resistente E.coli-Stämme ersetzt.

Bacampicillin zeigt diesen Effekt nicht, was aufgrund der Adsorption von Bacampicillin von 80-90% im Darm im Verhältnis von 40–60% von Ampicillin leicht zu erklären ist [9]. Die Menge an Chemotherapeutikum, die nach oraler Gabe im Darm verbleibt, erreicht nicht mehr die Konzentration, die für eine Selektion nötig wäre. Die Autoren haben allerdings nur 400 mg pro Einzeldosis gegeben.

Die Frage, welche Substanzen besonders leicht eine Selektion im Darm bewirken, kann z. Zt. nicht einfach beantwortet werden, da zwei Voraussetzungen nicht in jedem Fall genau überprüft werden können:

1. Die Konzentration des Chemotherapeutikums muß die geringste Dosis, die für die Unterdrückung der empfindlichen Flora notwendig ist, erreichen, und in vielen Fällen wissen wir nicht, welches diese Konzentration ist.
2. Es müssen resistente Bakterien in geringen Zahlen zu dem Zeitpunkt der Antibiotikagabe schon vorhanden sein. Leider liegen nicht von allen Antibiotika bei normaler Verabreichung Untersuchungen über die Veränderung der Darmflora vor.

Je schmaler das Wirkungsspektrum einer Substanz, desto geringer ist die Wahrscheinlichkeit, daß eine Selektion stattfinden wird und je aktiver die Substanz ist, desto größere Anteile der normalen Flora werden zerstört. Da nosokomiale Infektionen, insbesondere bei immunsupprimierten Patienten, auftreten und hier die wirksamsten Chemotherapeutika zur Bekämpfung der Infektionen notwendig sind, möchte ich mich auf die modernen Cephalosporine beschränken, um hier den Zusammenhang zwischen der Antibiotikagabe und der Selektion resistenter Mikroorganismen zu beleuchten. Es ist gut bekannt, daß Substanzen wie Ampicillin und Tetracycline nicht nur in der Darmflora, sondern auch im Respirationstrakt und der Mundhöhle resistente Stämme selektieren. Die Zahl resistenter Organismen in der normalen Flora von unbehandelten Personen ist heute schon so hoch, daß sie sich immer dann, wenn diese Substanzen angewendet werden, in ausreichendem Maße vermehren und damit selektiert werden können. Die Aminoglykoside selektieren nur selten resistente Organismen, insbesondere in der Darmflora, da sie bei der üblichen parenteralen Applikation keine ausreichenden Konzentrationen für den Selektionsdruck erreichen. Die Resistenz gegenüber modernen Cephalosporinen, insbesondere denen der 2. und 3. Generation, ist begrenzt. Aber resistente Mutanten, insbesondere zu denen der 3. Generation, sowie auch einige plasmidgebundene Resistenzeigenschaften sind inzwischen bekanntgeworden. Diese Antibiotika können resistente Stämme selektieren, die gegenüber praktisch allen β-Laktamantibiotika resistent sind, so daß diese Substanzen mit Vorsicht eingesetzt werden müssen.

Cefoxitin selektiert in der Darmflora resistente Stämme [9]. Dieses ist überraschend, da Cefoxitin zu weniger als 10% über die Galle ausgeschieden wird. Unter den Cephalosporinen der 3. Generation werden Cefoperazon und Ceftriaxon zu 40 bzw. 35% über diesen Weg ausgeschieden, so daß hohe Konzentrationen im Darm zu erwarten sind. Beide Substanzen beeinträchtigen die Darmflora ganz erheblich [10, 11, 12]. Daher sollten diese Substanzen nur dann eingesetzt werden, wenn ihre spezifische Pharmakokinetik auch notwendig ist [13].

Untersuchungen von Van der Waaij haben gezeigt, daß es eine spezifische Veränderung der Kolonisationsresistenz (CR) gibt, wenn der Wirt durch antineoplastische Chemotherapie (z. B. bei Leukämie) oder durch Bestrahlung mit subletalen Dosen in seiner Abwehr geschwächt wird [14]. Die Behandlung mit Antibiotika, die gegen grampositive Keime der Darmflora wirken, abhängig von den im Verdauungstrakt unter der Therapie erreichten Konzentrationen, kann die Kolonisationsresistenz erheblich stärker beeinträchtigen. Van der Waaij ermittelt diese Kolonisationsresistenz durch den Anstieg der Biotypen in der Darmflora der einzelnen Probanden. Dieses ist ein relativ indirektes Verfahren, das keine genauen Auskünfte über die spezifische Ansiedlung neuer Erreger ergibt und damit auch keinen Schluß auf die Ansiedlung mit resistenten Mikroorganismen direkt zuläßt.

Eine besondere Bedeutung bei der Behandlung mit Antibiotika und der Funktion der Selektion im Darm hat das Auftreten von Clostridium difficile und der damit einhergehenden pseudomembranösen Enterocolitis. Auch hier sind es Substanzen wie Cefoperazon, Ceftriaxon und Latamoxef, die in besonderem Maße unter den β-Laktamantibiotika eine Selektion von Clostridium difficile fördern können [15].

3. Welche Maßnahmen können den Einfluß der Antibiotika reduzieren?

Durch die Chemotherapie werden – wie in Abb. 1 gezeigt – drei Bereiche direkt beeinflußt: das Umfeld des Patienten, die ökologische Nische und die Bakterien selbst. Dabei ist zunächst zu berücksichtigen, daß man Kenntnisse über die Evolution resistenter Mikroorganismen haben muß, um zu beurteilten, welche Bakterien in hohem Maße in der Lage sind, Mutanten zu produzieren, gegen die bestimmte Chemotherapeutika unwirksam sind. Hierbei ist im wesentlichen auf die Mutation von Enterobacter cloacae gegenüber 3.-Generations-Cephalosporinen hinzuweisen, aber auch die Kenntnis der komplizierteren Wege in Bereiche der Evolution ist vorteilhaft, damit man eine Selektion von hochresistenten Stämmen verhindert, so insbesondere die mögliche Mutation von bereits vorhandenen β-Laktamasen zu veränderter Spezifität. Es bleibt nur wenigen Laboratorien vorbehalten, exakte Untersuchungen über die Evolution von Resistenzplasmiden und Transposons zu machen. Diese Kenntnisse sollten aber umgesetzt werden in antibiotische Strategie, damit eine Bildung von Multiresistenzplasmiden und deren Selektion durch einseitige Chemotherapie verhindert werden kann, bevor sich Plasmide ausbilden, die ökologisch keine Belastung für die Bakterienzellen darstellen. Im Bereich der Ökologie scheint es wichtig, darauf zu achten, Substanzen, die eine hohe biliäre Ausscheidung oder Rückresorption in den Darm hinein haben und damit entsprechend selektive Konzentrationen im Colon erreichen können, nur dann einzusetzen, wenn die spezifische Pharmakokinetik dieser Substanzen gewünscht wird. Substanzen wie die Aminoglykoside, die im Darm keinerlei Selektion verursachen, sind von diesem Gesichtspunkt aus zu bevorzugen, aber auch β-Laktamantibiotika, deren Ausscheidungsweg hauptsächlich über die Nieren erfolgt, sind solchen, die hohe Konzentrationen im Darm erreichen, vorzuziehen. Die von van der Waaij [15] vorgeschlagene Markierung der Antibiotika in rote, gelbe und grüne – je nachdem, wieweit sie die sogenannte Kolonisationsresistenz herabsetzen – scheint übertrieben, denn dieses würde dazu führen, daß der ökologische Aspekt, d. h. die Selektion von resistenten Mikroorganismen, in der Therapie einen zu hohen Stellenwert bekäme. Das erste Kriterium für die Auswahl eines Chemotherapeutikums muß immer die mögliche Erreichbarkeit des Infektionsherdes und die hiermit verbundene Elimination der Mikroorganismen aus diesem Bereich sein.

Erst in zweiter Linie sind auch die Nebenwirkungen mit angesprochen, zu denen auch die biologischen Nebenwirkungen gehören, also die Selektion aus den natürlich besiedelten Räumen.

Literatur

[1] Phillips, I.: Environmental Factors Contributing to Antibiotic Resistance. Infection Control, *4* (1983), 448–451.

[2] Sykes, R. B., Matthew, M.: The β-lactamases of gramnegative bacteria and their role in resistance to β-lactam antibiotics. J. Antimicrob. Chemother., *2* (1976), 115–157.

[3] Seeberg, A. H., Wiedemann, B.: Transfer of the chromosomal bla gene from Enterobacter cloacae to Escherichia coli by RP 4: Mini Mu. J. Bact., *157* (1984), 89–94.

[4] Wiedemann, B. et al.: Transposable multiresistance. J. Antimicrob. Chemother., *16* (1985, in press).

[5] Clark, A. J.; Warren, G.: Conjugal transfer of plasmids. Ann. Rev. Genet., *13* (1979), 99–125.

[6] Korfmann, G., et al.: Dissemination of streptomycin and sulphonamide resistance by plasmid pBP1 in Escherichia coli. J. Clin. Microbiol., *2* (1983), 463.

[7] Kliebe, C. et al.: Evolution of the plasmid coded resistance to third generation cephalosporins. Antimicrob. Agents Chemother., *74* (1985, in press).

[8] Knothe, H.; Wiedemann, B.: Untersuchungen über den Infektionsablauf bei Enteritissalmonellosen. Zbl. Bakt. I Orig., *203* (1966), 176–183.

[9] Nord, C. E. et al.: The impact of different antimicrobial agents on the normal gastrointestinal microflora of humans. Rev. Infect. Dis., *6*, Suppl. 1 (1984), 270–275.

[10] Arvidsson, A. et al.: Ceftriaxone: renal and biliary excretion and effect on the colon microflora. J. Antimicrob. Chemother. *10* (1982), 207–215.

[11] Dette, G. A., Knothe, H.: Wie beeinflussen die neueren Cephalosporine die Darmflora. Umweltmedizin, *2* (1985), 31–32.

[12] Alestig, K. et al.: Effect of Cefoperazone on faecal flora. J. Antimicrob. Chemother., *12* (1983), 163–167.

[13] Wiedemann, B.: Übersicht über die heute verfügbaren Antibiotika aus bakteriologischer Sicht. Intensivbehandlung, *8* (1983), 77–84.

[14] Van der Waaij, D.: The digestive tract in immuno-compromised patients: importance of maintaining its resistance to colonization, especially in hospital inpatients and those taking antibiotics. In: Action of antibiotics in patients, L. D. Sabath (ed.), pp. 104–118. Hans Huber Publishers, Bern, 1982.

[15] Van der Waaij, D.: Colonization Pattern of the digstive Tract by Potentially Pathogenic Microorganisms: Colonization-controlling Mechanisms and Consequences for Antibiotic Treatment. Infection, *11,* Suppl. 2 (1983), 90–92.

Grundlagen der patientenorientierten Krankenhaushygiene

F. Daschner

Theoretische Ansätze und Praxis der Krankenhaushygiene haben sich in den letzten 10 Jahren erheblich verändert. Während man früher unter Krankenhaushygiene vorwiegend die Suche und Elimination von Erregerreservoiren durch Desinfektion verstand, versucht man jetzt gezielt, d. h. patienten- und infektionsorientiert die eigentliche Krankenhausinfektion, also nicht in erster Linie deren Erreger, zu bekämpfen. Dieses Vorgehen wurde erst möglich durch prospektive Analysen, die zeigten, welche Erreger auf welchem Wege zu Krankenhausinfektionen führen, vor allem, welches die häufigsten Krankenhausinfektionen sind. Die Ergebnisse der bisher größten Studie, die in der Bundesrepublik Deutschland durchgeführt wurde, sind in den Tabellen 1 und 2 zusammengestellt. Im Rahmen der Pilotstudie der Paul-Ehrlich-Gesellschaft, die von W. Marget initiiert war, wurden 51 450 Patienten in 4 Großkliniken in München, Stuttgart, Tübingen und Freiburg prospektiv analysiert [6]. Die durchschnittliche Krankenhausinfektionsrate betrug 9,8%. Die Infektionsrate in den einzelnen Abteilungen schwankte

Tabelle 1 Häufigkeit nosokomialer Infektionen [6]

	Anzahl d. Patienten	Nosokomiale Infektionen	NI %
Gesamtzahl der Patienten	51 450	5 065	9,8
Davon:			
Internist. Abt.	15496	925	6,0
Chirurg. Abt.	17 370	2 274	13,1
Intensivstat. Insges.	6 582	895	13,6
Mediz. IPS	2 451	203	8,3
Chirurg. IPS	4 131	692	16,8

Tabelle 2 Verteilung von Krankenhausinfektionen [6]

	n	Rel. Häufigkeit in %
Harnwegsinfektionen	2538	50,5
Wundinfektionen	595	11,8
Pneumonie	541	10,7
Haut/Subkutis/Schleimhaut	481	9,5
Sepsis	314	6,3
obere Atemweginfektionen	227	4,6
Endometritis	106	2,2
Gastrointestinalinfektionen	93	1,8
andere	130	2,6

zwischen 6,0 und 16,8%. Die häufigsten Krankenhausinfektionen waren Harnwegs-, Wundinfektionen, Pneumonie, Infektionen der Haut, Subkutis und Schleimhäute, sowie Sepsis. Andere Krankenhausinfektionen spielen eine untergeordnete Rolle. Wenn man also an einer Klinik gezielt Krankenhausinfektionen bekämpfen will, muß man in jeder Abteilung untersuchen, wie häufig die wichtigsten Krankenhausinfektionen vorkommen, welches die häufigsten Erreger sind, die sie verursachen, und welche Faktoren ihre Entstehung begünstigen. Leider wird dies in der Bundesrepublik Deutschland noch viel zu wenig beachtet [3]. Stattdessen versucht man in vielen Kliniken immer noch, durch mehr oder minder ungezielte Maßnahmen in der Umgebung des Patienten (z. B. bauliche Veränderungen, ungezielte Desinfektionen), Erregerreservoire, die nicht oder nur sehr selten zu Infektionen führen, zu beseitigen und z. B. durch Einbau von Schleusen Infektionsübertragungen zu verhüten.

Wir wissen heute, daß Krankenhausinfektionen nicht nur exogen, d. h. durch Keime aus der Umwelt des Patienten über direkten oder indirekten Kontakt, entstehen, sondern vor allem auch zu ca. 30 bis 50% als endogene nosokomiale Infektion durch Keime der patienteneigenen Flora, die als Begleiterscheinungen diagnostischer oder therapeutischer Eingriffe im Krankenhaus erst zu Infektionserregern werden können. So ist beispielsweise das Erregerreservoir für die meisten krankenhauserworbenen Harnwegsinfektionen die Stuhlflora des Patienten, die durch das Legen oder während des Liegens des Blasenkatheters erst in die Harnwege eingebracht wird. Wundinfektionen nach operativen Eingriffen am Gastrointestinaltrakt entstehen ebenfalls vorwiegend aus der endogenen Darmflora des operierten Patienten, auch die meisten Erreger von Pilzinfektionen werden nicht von außen auf den Patienten übertragen, sondern entstehen ebenfalls aus der patienteneigenen Flora. Erst die Kenntnis dieser Zusammenhänge hat zum Begriff der patientenorientierten Krankenhaushygiene geführt, das heißt alle Maßnahmen, vor allem solche, die hohe Folgekosten nach sich ziehen, müssen überprüft werden, ob sie in der Lage sind, die Häufigkeit bestimmter Krankenhausinfektionen zu reduzieren. Dazu einige Beispiele: Während man sich früher bei gehäuftem Auftreten von Staphylokokkenwundinfektionen meist darauf beschränkte, die Operationssäle zu desinfizieren, sorgfältig zu reinigen und die Klimaanlage zu überprüfen, weiß man heute, daß etwa die Hälfte aller Staphylokokkenstämme, die epidemische postoperative Wundinfektionen verursachen, aus dem Nasen-Rachen-Raum des Operationsteams isoliert werden können. Bei gehäuftem Auftreten von katheterinduzierten Harnwegsinfektionen, verursacht durch multiresistente Keime, wird man nicht nur die Praxis des Katheterlegens überprüfen müssen, sondern auch die Pflege des Dauerkatheters, die Entleerung des Urinbeutels, die Praxis des Händewaschens vor und nach Manipulation am Urindrainagesystem und auch die Praxis der Antibiotikatherapie auf der betreffenden Station, da multiresistente Keime häufig durch unsinnige oder falsche Antibiotikatherapie selektiert werden. Weiterhin wird man versuchen, durch Isolierung der mit dem betreffenden Erreger infizierten und kolonisierten Patienten die Infektionskette zu unterbrechen. Man weiß heute, daß auf Allgemein-, vor allem aber auf Intensivpflegestationen die häufigsten Ursachen der krankenhauserworbenen Sepsis direkte Keimeinschleppung durch Plastikvenenkatheter oder Blasenkatheter sowie Beatmungspneumonien und Wundinfektionen sind, deren Entstehungen und Übertragung man beispielsweise nicht durch bauliche Maßnahmen oder den Einbau von Schleusen vor Intensivstationen verhüten kann, sondern vorwiegend durch sorgfältige Pflegetechniken. Da wir heute mehr über die Entstehungsmechanismen der einzelnen Krankenhausinfektionen wissen, können wir die einzelnen Krankenhaushygienemaßnahmen ihrer Bedeutung nach in eine sogenannte Prioritätenliste einreihen (Tabelle 3). Händewaschen und Händedesinfektion sind nach wie vor die wichtigsten, einfachsten, billigsten und wirkungsvollsten Maßnahmen zur Verhütung von Kreuzinfektionen. Ein Krankenhaushygieneprogramm muß letztendlich fehlschlagen, wenn sich nicht alle Personen im Krankenhaus daran halten, d. h. die Disziplin aller, einschließlich der Chefärzte, ist unerläßliche Voraussetzung. Zur Verhütung von venen- und blasenkatheterinduzierten Infektionen sind gute pflegerische Techniken wesentlich wichtiger als ungezielte Flächendesinfektionsmaßnahmen. Ohne den Einsatz von speziell geschultem Personal, z. B. Hygienefachschwestern/-pflegern oder Krankenhaushygienikern, Infektionsfachleuten usw. ist eine wirkungsvolle Infektionskontrolle heute im Krankenhaus unmöglich. Hier sind uns andere Länder weit voraus. In den USA gibt es beispielsweise ca. 6000 hauptamtliche Hygienefachschwestern und mindestens 150 hauptamtliche Hospitalepidemiologen. Umbaumaßnahmen und bestimmte Desinfektionsmaßnahmen können wichtig sein, in der Prioritätenliste sind sie jedoch weniger wichtig als z. B. gute Pflegetechniken.

Tabelle 3 Maßnahmen zur Verhütung und Bekämpfung von krankenhauserworbenen Infektionen (Prioritätenliste)

1. Händewaschen und Händedesinfektion
2. Disziplin aller in der Klinik, einschließlich des Chefs
3. Verbesserung pflegerischer Techniken (Infusionstherapie, Beatmungstherapie, Blasenkatheterpflege, Verbandwechsel usw.)
4. Einsatz von speziell geschultem Personal (z. B. Hygienefachschwester/-pfleger) zur gezielten Infektionsprophylaxe
5. Sichere und sinnvolle Desinfektions- bzw. Sterilisationsverfahren
6. Sichere Isolierungstechniken (z. B. Kohortisolierung, Kittelwechsel usw.)
7. Ausgewogene Patienten-Schwesternrelation
8. Flächendesinfektion, Raumdesinfektion, baulich-funktionelle Maßnahmen usw.

Bauliche Maßnahmen spielen, wenn überhaupt, nur eine geringe Rolle zur Verhütung von Krankenhausinfektionen. Die Arbeitsgruppe um Maki untersuchte die Krankenhausinfektionsrate in einem alten Gebäude, kurz nach dem Umzug in das neue Krankenhaus, und 6–12 Monate später (Tabelle 4) [5]. Die Krankenhausinfektionsrate war identisch, obwohl die Umgebungskontamination signifikant unterschiedlich war. Es kommt also nicht so sehr darauf an, wie das Gebäude baulich beschaffen ist, in dem Patienten versorgt werden, sondern wie sie versorgt werden. Nur bei bestimmten

Tabelle 4 Krankenhausinfektionen in einem alten (1924) und neuen (1979) Krankenhaus [5]

	altes Krankenhaus	neues Krankenhaus kurz nach Belegung	neues Krankenhaus nach 6–12 Mon.
Anzahl der Patienten	1631	1730	1816
% Krankenhausinfektionen	6,9	6,9	7,5
% Umgebungskulturen positiv	17,0	4,5*	11,3*

* $p < 0{,}01$

Krankenhausinfektionen, z. B. postoperativen oberflächlichen und tiefen Wundinfektionen nach Fremdkörperimplantationen in der Traumatologie und Orthopädie, gewinnen architektonische Maßnahmen, vor allem aber die Klimatisierungsbedingungen im Operationssaal, eine größere Bedeutung, da hier das Maß der Umgebungskontamination die postoperative Infektionshäufigkeit wesentlich mehr beeinflußt als z. B. bei abdominal chirurgischen Eingriffen.

Auch die Bedeutung von Gegenständen und Oberflächen als Erregerreservoir für Krankenhausinfektionen ist unterschiedlich zu bewerten. Natürlich sollte man keine unsterilen Instrumente oder Flüssigkeiten in Kontakt mit Wunden, Harn-, Atemwegen und Körperhöhlen usw. bringen (Tabelle 5). Andere Gegenstände, wie z. B. Bettschüsseln und Spielzeug sind weniger wichtig in der Übertragung von Erregern von Krankenhausinfektionen. Unwichtig sind Gegenstände, welche sich entfernt vom Patienten befinden und mit den Händen selten berührt werden, wie z. B. Fußböden, Möbel, elektrische Überwachungsinstrumente, Dampfheizungen, Gullys, etc. Auf dieser Erkenntnis beruht auch die Notwendigkeit oder Nutzlosigkeit diese Gegenstände und Flächen routinemäßig zu desinfizieren.

Über die Notwendigkeit bestimmter routinemäßiger Flächendesinfektionsmaßnahmen wird in Deutschland zum Teil sehr kontrovers diskutiert. Deutschland ist immer schon ein klassisches Desinfektionsland gewesen, es gibt kaum ein Land in der Welt, in dem so viele verschiedene Desinfektionsmittel auf dem Markt sind, wobei die Hersteller die Desinfektionspraxis in den Kliniken stark beeinflussen. Daher ist es nicht verwunderlich, daß in Deutschland im Vergleich zu vielen anderen europäischen Ländern wesentlich mehr und häufiger, vor allem aber zu häufig unnötig desinfiziert wird. Dies ist auch das Ergebnis einer Umfrage unter sechs europäischen Experten, die gebeten wurden, zu speziellen Desinfektionsempfehlungen deutscher Hersteller, die zum Teil auch von Hygienikern unterstützt werden, Stellung zu nehmen (Tabelle 6).

Tabelle 5 Infektionsübertragung durch Gegenstände im Krankenhaus

Wichtig:	Unsterile Objekte (z. B. Instrumente) oder Flüssigkeiten, welche in Kontakt mit Wunden, Harnwegen, Atemwegen, Körperhöhlen, usw. kommen.
Weniger wichtig:	Kontaminierte Gegenstände, die in Berührung mit dem Patienten an weniger infektionsgefährdeten Körperstellen (z.B. Bettschüsseln, Spielzeug, usw.) kommen.
Unwichtig:	Gegenstände, welche entfernt vom Patienten sind (z. B. Fußböden, Möbel, Gullys, elektr. Überwachungsgeräte, usw.).

Tabelle 6

Routinemäßige Desinfektion	Deutsche Empfehlung	Internationale Stellungnahme[1] Sprühen	Wischen
Waschbecken	täglich	nein 6×	nein 6×
Syphon, Bodenabläufe	tgl. 50 ml Desinfektionsmittel einfüllen, über Nacht einwirken lassen	nein 6×	nein 6×
Toilettensitze	nach jeder Benützung	nein 6×	
Transportwagen	nach jedem Gebrauch	nein 6×	
Badewannen, Duschen	nach jeder Benützung	ja 1× nein 5×	ja 2× nein 4×

Tabelle 6 Forts.

Routinemäßige Desinfektion	Deutsche Empfehlung	Internationale Stellungnahme[1] Sprühen	Wischen
Blutdruckmanschetten	nach jeder Benützung	nein 6×	
Verbandswagen	täglich	nein 6×	ja 3×
Nachttische	täglich	nein 6×	ja 1× nein 5×
Matratzen	nach Patientenwechsel	nein 6×	
Transportband zur Waschküche	täglich	ja 1× nein 5×	
Fußboden, normale Patientenzimmer	täglich		nein 6×
Fußboden in Intensiveinheiten	täglich		nein 6×
Fußboden in Op-Einheiten	nach jedem Eingriff		ja 1× nein 5×
Kopfkissen, Bettdecken	nach Patientenwechsel, mind. 1× wöchentlich	nein 6×	
Op-Tische	nach jedem Eingriff	nein 6×	ja 4× nein 2×
Raumdesinfektion	a) nach Entl. v. inf. Pat.	nein 6×	
	b) nach sept. Eingriffen (Op)	nein 6×	
	c) wöchentlich im Op	nein 6×	
Patientenbett	nach Wechsel, mindestens 1× wöchentlich	nein 6×	ja 1× nein 5×
Reinigungsutensilien	in Desinfektionslsg. einlegen	nein 6×	
Wäschewagen für Schmutzwäsche	täglich	nein 6×	
Inkubatoren	täglich		nein 6×
Abfallbehälter	täglich	nein 6×	
Kittel	täglich	nein 6×	
Heizkörper	wöchentlich	nein 6×	nein 6×
Schränke	wöchentlich	nein 6×	nein 6×

[1] Stellungnahmen aus: Österreich:
Prof. Dr. M. Rotter, Hygiene-Institut der Universität
A-1095 Wien

Dänemark:
Dr. O. B. Jepsen, National Center for Hospital Hygiene, Statens Seruminstitut, 2300 Copenhagen

Finnland:
Dr. P. Gronross, Central Laboratory, Central Hospital, 33560 Tampere 56

Norwegen:
Dr. A. Lystad, Infectious Disease Control Dept. National Institute of Public Health, Geitmyrsvein 75, Oslo

Schweden:
Dr. B. Nyström, Department of Infection Control, Huddinge University Hospital, S-141 86 Huddinge

England:
Dr. P. D. Meers, Division of Hospital Infection, Central Public Health Laboratory, Colindale, London NW9 5HT

Badewannen, Toiletten, Duschen müssen nicht routinemäßig desinfiziert werden, es sei denn, sie sind von infizierten Patienten benutzt worden. Es ist unsinnig, Kopfkissen, Bettdecken, Wolldecken oder Matratzen durch Besprühen zu desinfizieren. Die Keime befinden sich verständlicherweise nicht nur an der Oberfläche, sondern vor allem auch in der Tiefe der genannten Gegenstände, so daß ein oberflächliches Besprühen nur einen palliativen Effekt haben kann. Wir verwenden für Matratzen Plastiküberzüge, die einer Scheuer-Wisch-Desinfektion unterzogen werden können, wir statten zur Zeit unsere Klinik mit waschbaren Bettdecken und Kopfkissen aus. Generell sollten Sprühdesinfektionen wenn irgend möglich durch Scheuer-Wisch-Desinfektionen ersetzt werden. Durch die Sprühdesinfektion gelangt zuviel Desinfektionsmittel unter anderem in die Einatemluft von Patienten und Personal. Außerdem genügt bloßes Besprühen von Flächen und Gegenständen mit Desinfektionsmitteln nicht, es muß auch gewischt werden. Es ist völlig unsinnig, beispielsweise einen Raum durch Besprühen mit Desinfektionsmitteln oder Verdampfung von Formaldehyd zu desinfizieren, der mit einem Patienten mit Ruhr, Salmonellose oder Hepatitis belegt war. In diesen und allen anderen Fällen von meldepflichtigen Infektionskrankheiten genügt die Scheuer-Wisch-Desinfektion, da die Erreger nicht aerogen verteilt werden und sich sicher nicht an den Wänden, Decken oder Lampen der Zimmer befinden. Lediglich bei bestimmten meldepflichtigen Erkrankungen, wie z. B. Pest, Lungenmilzbrand, offener Lungentuberkulose, ist noch eine Raumdesinfektion durch Verdampfung von Formaldehyd notwendig. Es ist ebenfalls unsinnig, einen Operationssaal nach septischem Eingriff auszusprühen, es genügt eine Scheuer-Wisch-Desinfektion (Tabelle 7).

Wir haben uns ebenfalls, wie schon viele Krankenhäuser in der Bundesrepublik Deutschland, den Empfehlungen der staatlichen Gesundheitsorganisationen in Holland, England, Dänemark, Schweden, Norwegen, Finnland und der Weltgesundheitsorganisation angeschlossen und führen in den meisten Krankenhausbereichen keine routinemäßige Fußbodendesinfektion mehr durch [1]. Routinemäßig wird nur noch der Fußboden in Operationssälen, in gelben Dialyseeinheiten, Infektionsstationen und in Räumen, in denen invasive Eingriffe vorgenommen werden, desinfiziert. In Tabelle 8 ist eine Liste von sinnlosen Desinfektionsmaßnahmen zusammengestellt. Wir führen auch auf Intensivstationen keine routinemäßige Fußbodendesinfektion mehr durch, da wir fanden, daß

Tabelle 7

Raumsprüh-Desinfektionen sind unsinnig:
routinemäßig in bestimmten Abständen nach sogenannten septischen Eingriffen im Op nach Todesfällen nach Virusinfektionen nach meldepflichtigen Erkrankungen (z. B. Hepatitis, Salmonellose) nach Karzinom-Patienten nach Staphylokokken-Infektionen
Statt dessen:
Scheuer-Wisch-Desinfektion!

Tabelle 8 Sinnlose Desinfektionsmaßnahmen

Im Krankenhaus:
1. die meisten Raumsprühdesinfektionen (Schlußdesinfektion, Formalinverdampfung etc.),
2. routinemäßige Fußbodendesinfektion (Ausnahmen: Op, Dialyse-Infektionsstationen, Räume, in denen invasive Eingriffe vorgenommen werden),
3. Desinfektionsmatten, Klebematten,
4. UV-Lampen in klimatisierten Operationssälen, in Kreissälen, Neugeborenen-, Frühgeborenenstationen,
5. routinemäßige Desinfektion von Waschbecken, Siphons, Gullys, Toiletten.

Im Haushalt:
Generell jede Art routinemäßiger Desinfektion (Türklinken, Bäder, Toiletten etc).

Tabelle 9 Häufigkeit von Krankenhausinfektionen auf Intensivpflegestationen mit und ohne tägliche Bodendesinfektion

	Putzen (6 Monate) mit Desinfektionsmittel	Putzen (6 Monate) ohne Desinfektionsmittel
Patienten n	475	464
nosokomiale Infektionen n	74	72
nosokomiale Infektionen %	15,6	15,5
durchschnittliche Liegedauer (Tage)	24,7	22,3
durchschnittliches Lebensalter (Jahre)	50,1	42,2

Tabelle 10 Formaldehyd-Konzentrationen in Innenraumluft (Grenzwert: 0,1 ppm = 0,12 mg/m^3!)

	Werte in ppm
Spanplatten	0,01 bis 3,2
1 Stunde nach Sprühdesinfektion	bis 17,5
Im Abzug einer Pathologie	bis 11,3
Bei Bettendesinfektion	bis 5
Nach Scheuerdesinfektion	bis 11
Bei Sprühdesinfektion von Betten	bis 10
Befeuchtete Luft	0,1
Inkubatorluft	15 bis 25

mit und ohne Desinfektionsmittel die Krankenhausinfektionsrate identisch war (Tabelle 9) [2].

Ganz abgesehen von den Kosten, soll man vor allem auch aus toxikologischen und allergologischen Gründen auf unnötige Desinfektionsmaßnahmen verzichten. Nach bestimmten Desinfektionsmaßnahmen wird nämlich z. B. die Formaldehydkonzentration in der Innenraumluft erheblich über den vom Bundesgesundheitsamt festgelegten Grenzwert von 0,1 ppm erhöht (Tabelle 10). Unnötige Desinfektionen führen zu unnötigen Hautreaktionen und Kontaktallergien. Kürzlich fand man in einer ausgedehnten Untersuchung, daß durchschnittlich 9,1% aller Mitarbeiter in einer Großklinik Hautreaktionen und/oder Kontaktallergien durch Desinfektionsmittel hatten (Tabelle 11) [4].

In allen Krankenhäusern sind die Geldmittel in den letzten Jahren knapper geworden. Daher ist es allein schon aus ökonomischen Gründen eine unabdingbare Notwendigkeit, sämtliche in einer Klinik durchgeführten Krankenhaushygienemaßnahmen dahingehend zu überprüfen, ob sie entweder durch billigere Methoden ersetzt werden können oder ob man überhaupt auf sie verzichten kann. Verzichten kann man beispielsweise auf zahlreiche unnötige Umgebungsuntersuchungen (Tabelle 12). Die Centers for Disease Control, Atlanta, USA, die größte Krankenhausinfektionszentrale der Welt, hat kürzlich ver-

Tabelle 11 Hautreaktionen und Kontaktallergien durch Desinfektionsmittel [4]

Personalgruppe	Anzahl der Personen	%
Ärzte	255	1,7
Pflegedienst	1164	8,6
Pflegeschüler	280	6,1
Reinigungsdienst	311	14,4
Küchenmitarbeiter	130	4,6
Labormitarbeiter	140	2,2
Summe	2282	9,1

Tabelle 12

Unnötige Umgebungsuntersuchungen
1. Abklatschuntersuchungen zur Überprüfung der Hausreinigung auf Stationen und im Op
2. Routinemäßige Luftkeimzahlbestimmungen, vor allem im Op und auf Intensivstationen
3. Bakteriologische Überprüfung steriler Produkte
4. Abklatschuntersuchungen von Wänden, Betten, Nachttischen usw.

Wichtige Umgebungsuntersuchungen
Überwachung des Desinfektionserfolges von Beatmungs- und Inhalationszubehör (routinemäßig!)

Tabelle 13 Effektive und nicht-effektive Krankenhaushygienemaßnahmen

Kategorie I:	Nachgewiesene Effektivität: Sterilisation Händewaschen, Händedesinfektion, geschlossene Urindrainagesysteme, Venenkatheterpflege Non-touch-Verbandstechnik perioperative Antibiotikaprophylaxe bei kontaminierten Wunden Desinfektion von Beatmungssystemen
Kategorie II:	Ausreichende Erfahrung: Isolierung von infizierten Patienten Ausbildung
Kategorie III:	Zweifelhafte bzw. fehlende Effektivität: Desinfektion von Fußböden, Wänden, Ausgußbecken, Siphons Versprühen von Desinfektionsmitteln Antibiotikaprophylaxe bei den meisten aseptischen Eingriffen Umgebungsuntersuchungen bakteriendichte Filter vor Venenkatheter

schiedene Krankenhaushygienemaßnahmen kategorisiert und in solche eingeteilt, die eine nachgewiesene Effektivität haben, über die wir ausreichende Erfahrungen besitzen, oder bei denen durch entsprechende Studien nachgewiesen wurde, daß sie entweder keine Effektivität haben oder noch nicht genügend Publikationen darüber vorliegen, so daß ihre Effektivität zweifelhaft ist (Tabelle 13).

Zum Schluß sollen nochmals die Leitsätze einer gezielten Krankenhausinfektionskontrolle formuliert werden (Tabelle 14).

Tabelle 14 Leitsätze einer gezielten Infektionskontrolle im Krankenhaus

1. Händewaschen ist die wichtigste, einfachste, billigste und wirkungsvollste Maßnahme zur Verhütung von Kreuzinfektionen.
2. Die meisten Erreger krankenhauserworbener Infektionen werden durch direkten oder indirekten Kontakt übertragen.
3. Die Luft als Überträger von Erregern krankenhauserworbener Infektionen spielt eine untergeordnete Rolle.
4. Alle Maßnahmen, die angeordnet oder empfohlen werden, müssen dahingehend überprüft werden, ob sie geeignet sind, spezielle krankenhauserworbene Infektionen, insbesondere Harnwegsinfektionen, Atemwegsinfektionen, Wundinfektionen und Sepsis zu verhüten bzw. deren Rate zu senken.
5. Man soll nicht nur Bakterien bekämpfen, sondern epidemiologisch nachgewiesene bzw. nachweisbare Infektionsketten unterbrechen, vor allem aber bestimmte Krankenhausinfektionen.
6. Ohne Aufgabe bestimmter Antibiotikaanwendungen, z. B. ungezielter Antibiotika-Prophylaxe, ist eine wirkungsvolle Infektionskontrolle im Krankenhaus nicht möglich.

Literatur

[1] Adam, D. et al.: Stellungnahme zur routinemäßigen Fußbodendesinfektion im Krankenhaus. Dtsch. med. Wschr. *109:* 1303–1304 (1984).

[2] Daschner, F. et al.: Flächendekontamination zur Verhütung und Bekämpfung von Krankenhausinfektionen. Bewertung verschiedener Maßnahmen. Dtsch. med. Wschr., *105:* 325–329 (1980).

[3] Daschner, F.: Krankenhausinfektionen in einem Universitätsklinikum. Prospektive Analyse von 39 802 Patienten. Dtsch. med. Wschr., *106*: 101–105 (1981).

[4] Just, I. et al.: Toxische und allergische Hautreaktionen durch Desinfektionsmittel im Krankenhaus, Hyg. Med. *9*: 136 (1984).

[5] Maki, D. G. et al.: Relation of the inanimate hospital environment to endemic nosocomial infection. N. Engl. J. Med. 307, 1562–1566, 1982.

[6] Sirch, W.: Hospitalinfektion, Verhütung, Kontrolle und Bekämpfung. Erfahrungen mit der Institutionalisierung der Richtlinien des Bundesgesundheitsamtes anhand einer Pilotstudie von W. Marget, F. Daschner, H. Hirsch, W. A. Müller unter Mitarbeit von U. Niehus, L. Zänker, A. Frese, H. André, L. Weber. Urban & Schwarzenberg, München, 1980.

Die Hygienefachschwester: Luxus oder Notwendigkeit?

Julia S. Garner, Robert W. Haley

Einführung

Im Jahr 1977 nahmen wir an der Internationalen Konferenz für „Bewiesenermaßen wirkungsvolle und unbewiesene Maßnahmen zur Verhütung von Krankenhausinfektionen (proven and unproven methods in hospital infection control)" teil, die in Baiersbronn, Deutschland, stattfand. Damals informierten wir über die zentrale Rolle der Hygienefachschwester bei einer neuen Strategie, um nosokomiale Infektionen in den Krankenhäusern der USA einzudämmen [1]. In dem Bewußtsein, daß wissenschaftliche Untersuchungen zum Beweis der Wirksamkeit dieses Vorgehens fehlten, legten wir den Plan einer gerade in den gesamten USA unternommenen Studie vor, mit der die Effektivität und Kostenwirksamkeit einer Hygienefachschwester, aber auch andere Gesichtspunkte unseres Vorgehens, überprüft werden sollten [2]. Seit dieser Zeit haben wir mehrere Studien abgeschlossen. für die nach dem Zufallsprinzip Krankenhäuser aus allen Teilen der USA ausgesucht wurden; diese Studien hatten zum Ziel, ein exakteres Bild über die Rolle der Hygienefachschwester zu gewinnen und aus den Ergebnissen dieser landesweiten Studie Schlußfolgerungen über die Wirksamkeit des Konzeptes zu ziehen.

Im Rahmen dieser Tagung wollen wir eine kurze Zusammenfassung der wichtigsten Ergebnisse darlegen; wir wollen uns dabei auf die Daten konzentrieren, die im Hinblick auf die fortdauernde Diskussion über zukünftige Maßnahmen der Infektionsverhütung in Deutschland wichtig sind. Vielleicht können unsere Erfahrungen dazu beitragen, das Interesse für dieses medizinisch und ökonomisch zunehmend wichtige Thema zu schärfen und Interessierte zu den Originalveröffentlichungen zu führen, in denen unser methodisches Vorgehen und die Ergebnisse unserer Studien vollständig niedergelegt sind.

Die Position der Hygienefachschwester

Geschichtliche Entwicklung der Hygienefachschwester

Die Idee, aus dem Medizinbereich eine Person speziell mit der Verhütung und Kontrolle im Krankenhaus erworbener Infektionen zu betrauen, reicht in das Jahr 1955 zurück, als Colebrook [3] in England vorschlug, jedes größere Krankenhaus solle einen Arzt als Verantwortlichen zur Infektionsverhütung benennen. Colebrook verband damit die Idee, daß der Arzt alle Aktivitäten zur Vermeidung von Krankenhausinfektionen leiten und koordinieren sollte. Sieben Jahre später postulierten Gardner und Mitarbeiter [4] in

England, daß die aktive Verhinderung von nosokomialen Infektionen einen weit größeren Aufwand erforderlich mache, als die bloße Benennung eines Arztes als Hygiene-Beauftragten. Sie schlugen „ein neues Schema der Infektionskontrolle" vor, wobei eine fachlich vorgebildete Krankenschwester primär als Verbindungsglied zwischen all denen zu fungieren hat, die mit der Verhütung nosokomialer Infektionen zu tun haben. Der Wert einer Schwester in den Infektionskontroll-Programmen in England wurde von Moore [5], einem Pathologen, folgendermaßen zusammengefaßt: „Eine Schwester kann konsiliarisch viel zuverlässiger als ein Kliniker oder Pathologe (Mikrobiologe) den allgemeinen Standard und die Moral des Pflegepersonals in einer Abteilung eines Krankenhauses erfassen."

Das Konzept der Hygienefachschwester gelangte zu Beginn der sechziger Jahre in die USA, als das Stanford University Hospital eine Hygienefachschwester als zentrale Position im Rahmen des Programmes zur Verhütung und Bekämpfung von Krankenhausinfektionen benannte. Das Ziel des Stanford-Programmes war, ein hohes Niveau in der Patientenversorgung zu erreichen, und zwar durch die Eindämmung des ständig vorhandenen Risikos nosokomialer Infektionen; dazu waren tägliche Kontrollen vorgesehen, und das Personal sollte über die Ergebnisse informiert werden [6]. Nur wenige Krankenhäuser der USA folgten Stanford zu Beginn der sechziger Jahre, indem sie ebenfalls Hygienefachschwestern einsetzten. In der kurzen Zeitspanne von 1970 bis 1976 richtete jedoch die große Mehrheit der Krankenhäuser der USA Stellen für hauptberufliche Hygienefachschwestern ein [7, 8]. Auch außerhalb der USA fand das Konzept der Hygienefachschwester Verbreitung. 1978 hatten zumindest 37 Länder weltweit Schwesternstellen als Koordinatoren und aktive Mitglieder eines Infektionskontrollteams geschaffen.

Warum wird für diese Position eine Schwester benötigt?

Warum sind gerade Schwestern, nicht aber Laborpersonal, wie z. B. Mikrobiologen oder technische Assistenten, mit der Aufgabe der Infektionskontrolle in den Krankenhäusern der USA betraut worden? Die dominierende Stellung der Schwester bei der patientenbezogenen Infektionsbekämpfung im Vergleich zu anderem Klinikpersonal (wie z. B. den MTA) ist vor allem darauf zurückzuführen, daß die Schwester die besten Kenntnisse über die unmittelbare Patientenversorgung besitzt und es am wahrscheinlichsten ist, daß patientenbezogene Vorsorgemaßnahmen das Infektionsrisiko vermindern. Kürzlich haben wir in einer die gesamten USA umfassenden Krankenhaus-Studie die Tätigkeit der Hygienefachschwestern mit der des anderen medizinisch-technischen Personals verglichen [10] und einige wesentliche Unterschiede festgestellt. Hygienefachschwestern verbringen mehr Zeit damit, dem Krankenhauspersonal Wissen über die Infektionsverhütung zu vermitteln, und zwar sowohl zu Beginn ihrer Tätigkeit als auch in Form kontinuierlicher Weiterbildung. Bei einer Umfrage, die randomisiert in verschiedenen Kliniken der USA durchgeführt wurde, gab das Pflegepersonal außerdem an, daß Hygienefachschwestern viel häufiger auf den Stationen anwesend sind und für Diskussionen über Fragen der Infektionsverhütung und -bekämpfung zur Verfügung stehen als mit dem gleichen Aufgabenbereich betrautes medizinisch-technisches Personal. Daraus läßt sich folgern, daß das Pflegepersonal durch die Hygienefachschwestern besser mit den

Aufgaben der Infektionsverhütung vertraut gemacht wird. Dies läßt sich auf die bessere Kommunikation zurückführen. Ebenso gibt das Pflegepersonal an, das über eine Hygienefachschwester als Kontaktperson verfügt, in den vergangenen Jahren häufiger Informationen über Infektionsverhütung erfragt zu haben. Der Vorteil liegt darin, daß das Pflegepersonal weiß, an wen es sich wenden kann. Diese Fakten legen nahe, daß die Hygienefachschwestern auf den Stationen häufiger in Erscheinung treten und vom Pflegepersonal häufiger akzeptiert werden und damit besser in der Lage sind, direkt auf die Krankenpflege Einfluß zu nehmen.

Gegenwärtige Einordnung und Funktion der Hygienefachschwester in Krankenhäusern der USA

In den USA gehören die Hygienefachschwestern verwaltungstechnisch meistens zum Pflegedienst [7, 11], die fachliche Beratung und Überwachung bei ihren Aufgaben der Infektionskontrolle liegt jedoch bei dem Leiter des Infektionskontroll-Kommittees oder, sofern vorhanden, bei dem Infektionskontroll-Arzt (Hygienebeauftragter oder Krankenhaushygieniker) [7]. Die organisatorische Einordnung variiert in einigen Krankenhäusern, um eine maximale Flexibilität innerhalb einer gegebenen Krankenhausorganisation zu erreichen. Die meisten Hygienefachschwestern sind im Rang einer Oberschwester oder auf höherer Ebene eingestuft und verfügen über entsprechende Pflegeerfahrung [7]. Diese Erfahrung ist wichtig, damit die Hygienefachschwester eine ausreichende Einsicht in die betreffenden Erfordernisse der Krankenpflege besitzt und sich mit Ärzten und Schwestern auf fachlicher Ebene verständigen kann.

Zusätzlich zur klinischen Erfahrung ist den meisten Hygienefachschwestern die Gelegenheit geboten, ihr Fachwissen zu erweitern, um in den verschiedenen Krankenhausabteilungen und mit Personal aus unterschiedlichen Aufgabenbereichen kooperieren zu können; dazu besuchen sie zu mindest einen Lehrgang über Infektionskontrolle, der spezifisches Wissen über klinische, bakteriologische und ökonomische Aspekte bei der Kontrolle nosokomialer Infektionen vermittelt [7]. Die Hygienefachschwester ist daher mit entsprechendem Fachwissen über Mikrobiologie, Infektionskrankheiten, aseptische Techniken, Übertragungswege von Erregern sowie Sterilisation und Desinfektion ausgebildet; desgleichen hat sie Kommunikationstechniken gelernt und weiß, wie man andere überzeugen kann.

Der Verantwortungs- und Aufgabenbereich der Hygienefachschwestern ist in den Krankenhäusern der USA sehr weit gespannt. Ein Schwerpunkt liegt bei der Überwachung und Erfassung nosokomialer Infektionen, um auf Infektionsprobleme aufmerksam zu machen und Präventivmaßnahmen einleiten zu können. Im Durchschnitt verbringt die Hygienefachschwester ungefähr 46% ihrer Zeit mit der Erfassung, 23% mit der Suche nach Mängeln und der Entwicklung von Verhütungsstrategien, 13% mit der Information des Krankenhauspersonals über Infektionsverhütung, 10% mit der Beratung von Ärzten und Schwestern und anderem Krankenhauspersonal und 8% mit der Untersuchung von vermuteten Infektionsausbrüchen [12]. Durch diese Aktivitäten besteht bei der Hygienefachschwester eine Kommunikation mit Personal aus dem klinischen Bereich, der

Verwaltung und den technischen Einrichtungen des Krankenhauses. Diese Kontakte mit dem Krankenhauspersonal können zum Teil informeller Natur sein, z. B. Gespräche mit den Pflegeschwestern über Fragen der Patientenversorgung, zum anderen bestehen sie auch aus Unterrichtsstunden mit Krankenschwestern, Ärzten oder anderem Krankenhauspersonal. Ferner gehören dazu Konferenzen mit der Verwaltung, den Leitern von Krankenhausabteilungen oder von medizinischen Diensten. Für die meisten Hygienefachschwestern besteht jedoch eine wichtige Aufgabe darin, das Pflegepersonal zu motivieren und ihm Anregungen zu vermitteln; das gilt besonders im Umgang mit Schwestern, die direkt mit der Patientenversorgung betraut sind und die es zu überzeugen gilt, daß sie bei der Prävention und Bekämpfung von Krankenhausinfektionen persönlich Verantwortung zu tragen haben. Die Aufgabe, andere zu motivieren und anzuregen, erfordert einen gewissen Grad persönlicher Ausstrahlung, ein wichtiger Faktor, der schon zuvor herausgestellt wurde [1].

Die Bedeutung der Tätigkeit einer Hygienefachschwester

Bisher wurden keine wissenschaftlich stichhaltigen Beweise veröffentlicht, ob die Arbeit einer Hygienefachschwester (Infection Control Nurse) oder einer vergleichbaren Person, die die Verantwortung für eine Infektionsverhütung trägt, überhaupt die Häufigkeit nosokomialer Infektionen in einem Krankenhaus reduziert. Das Fehlen dieser Daten hat zu verschiedensten Meinungen geführt, welche Art von Infektionskontrollprogrammen allgemein übernommen werden soll. Um dazu eine substanzielle Aussage machen zu können, führten wir eine die ganzen USA umfassende Studie durch, an der nach dem Zufallsprinzip ausgewählte Krankenhäuser teilnahmen. Bei diesen Krankenhäusern wurden die Infektionsraten über einen Fünfjahreszeitraum verglichen, und zwar in Abhängigkeit davon, welches Programm zur Infektionskontrolle und -überwachung durchgeführt wurde, bzw. im Vergleich zu Kliniken ohne ein derartiges Programm. Die Studie begann 1974 und dauerte insgesamt 10 Jahre; ihre Kosten betrugen über 12 Millionen US Dollar. Sie beinhaltete zu Beginn eine Erfassung in Fragebögen, an der 86% der 6586 US-Krankenhäuser teilnahmen und eine ausführliche Felderhebung in 338 randomisiert ausgewählten Krankenhäusern. In jedem dieser 338 Krankenhäuser wurden in dem ersten Jahr der Studie, d. h. vor Einführung eines Infektionskontroll- und Überwachungsprogrammes, 1000 zufällig ausgewählte Patienten erfaßt; im letzten Jahr des 5-Jahreszeitraums wurden in jedem Krankenhaus, wiederum randomisiert ausgewählt, 1000 Patienten untersucht, wobei ungefähr die Hälfte der Häuser aktive Programme eingeführt hatten und einige auch mit einer Hygienefachschwester arbeiteten. Insgesamt wurden auf diese Weise Daten über das klinische Geschehen und Infektionen von 338000 Patienten erfaßt, also ein repräsentatives Kollektiv der in Krankenhäusern der USA versorgten Patienten. Dieses Projekt ist bereits ausführlich veröffentlicht worden [13, 14, 15].

Zur Analyse der Daten war es notwendig, multivariable Regressionsmodelle zu entwickeln, in denen die Veränderungen der Rate nosokomialer Infektionen durch die lineare Kombination mit Variablen erklärt wurden, die die Komponenten der verschiedenen eingeführten Infektionsverhütungs-Programme repräsentierten. Zu diesen Komponenten gehörten unter anderem die Einrichtung einer Stelle für eine Hygienefachschwester, die von dieser Fachschwester pro Woche aufgewandten Stunden pro Patientenbett, die Intensität der Überwachungstätigkeiten, die Praxis der Berichterstattung gegenüber Krankenhaus, Ärzten und anderem Personal, die Intensität der Anstrengungen zur Infektionskontrolle und die Merkmale des Arztes oder Mikrobiologen, der das Infektionskontrollprogramm überwachte oder dabei beratend zur Seite stand. Um eine mögliche Verknüpfung mit anderen Faktoren aufzudecken, wurden bei der Auswertung auch andere Merkmale der Krankenhäuser erfaßt, z. B. die Größe des Krankenhauses, Anschluß an eine medizinische Fakultät, ein Index über die patientenbezogenen Risikofaktoren für Infektionen (z. B. Gebrauch von Blasenkathetern), die Anzahl der Patienten pro Schwester, die Anzahl der Operationen pro Jahr, die Gewohnheiten des Antibiotikagebrauchs usw.

Die wichtigsten Ergebnisse dieser Analyse des SENIC-Programmes sind kürzlich veröffentlicht worden [15], sie sind in Tabelle 1 zusammengefaßt. Separate Modelle wurden für die vier wichtigsten Formen nosokomialer Infektionen erarbeitet: chirurgische

Tabelle 1 Reduzierung nosokomialer Infektionen (in %) durch die wirksamsten Programme zur Infektionsüberwachung und -kontrolle [16]

Art der Infektion	Komponenten der wirksamsten Programme	Reduktion (%)
Chirurgische Wundinfektionen	Ein organisiertes, das ganze Krankenhaus umfassendes Programm mit:	
	intensiver Überwachung und Kontrolle	20
	Bericht der Wundinfektionsraten an die Chirurgen	
	Plus:	
	ein verantwortlicher Arzt mit speziellem Interesse und Fachwissen in der Infektionskontrolle	35
Harnwegsinfektionen	Ein organisiertes, das ganze Krankenhaus umfassendes Programm mit:	
	intensiver funktionierender Überwachung während zumindest einem Jahr	38
	einer Hygienefachschwester pro 250 Betten	
Nosokomiale Septikämien	Ein organisiertes, das ganze Krankenhaus umfassendes Programm mit:	
	intensiver Kontrolle allein	15
	Plus:	
	mäßig intensive Überwachung während zumindest einem Jahr	
	eine Hygienefachschwester pro 250 Betten	35
	ein für die Infektionskontrolle verantwortlicher Arzt oder Mikrobiologe	
Postoperative Pneumonien bei chirurgischen Patienten	Ein organisiertes, das ganze Krankenhaus umfassendes Programm mit:	
	intensiver Überwachung	
	einer Hygienefachschwester pro 250 Betten	27
Pneumonien bei Patienten der inneren Medizin	Ein organisiertes, das ganze Krankenhaus umfassendes Programm mit:	
	intensiver Überwachung und Kontrolle	13

Wundinfektionen, nosokomiale Harnwegsinfektionen, Pneunomien und Sepsis. Für alle diese nosokomialen Infektionen gilt, daß der wichtigste Faktor zu ihrer Reduzierung die Einführung eines Infektionskontroll- und -überwachungssystems ist, das mit größtmöglicher Intensität betreut wird. Die Etablierung einer Hygienefachschwester war bei der Reduktion nosokomialer Harnwegs- und Lungeninfektionen sowie nosokomialer Septikämien entscheidend. Es wurde sogar offensichtlich, daß keines der Programme in der Lage war, diese Infektionsrate zu senken, sofern keine Hygienefachschwester in dieses Programm einbezogen wurde. Darüber hinaus konnte eine signifikante Reduzierung der Infektionsraten nur in solchen Krankenhäusern festgestellt werden, in denen pro 250 Betten eine Hygienefachschwester ganztägig mit den entsprechenden Aufgaben betraut war. Umgekehrt brachte die Beschäftigung einer Hygienefachschwester keinerlei Nutzen, wenn diese wesentlich mehr als 250 Betten zu betreuen hatte. Bei chirurgischen Wundinfektionen wirkte sich die Anwesenheit einer Hygienefachschwester insofern aus, als nur durch sie der wichtigste Faktor gewährleistet war, nämlich die intensive Überwachung chirurgischer Wundinfektionen und eine regelmäßige Berichterstattung bei dem Chirurgen. Eine Hygienefachschwester ist erforderlich, um diese klinischen Daten auf den Stationen zu erfassen. Neben diesen Ergebnissen zeigte die Analyse der Daten, daß die Etablierung eines entsprechend vorgebildeten und aktiven Arztes zur Infektionskontrolle im Rahmen eines derartigen Programmes entscheidend war, um die Häufigkeit chirurgischer Wundinfektionen und Septikämien zu reduzieren.

In Krankenhäusern, in denen mit all diesen Komponenten gearbeitet wurde, konnte im Vergleich zu Krankenhäusern die überhaupt keine Programme zur Infektionskontrolle einführten, eine signifikante Reduktion der nosokomialen Infektionen um insgesamt 32% erreicht werden. Die Bedeutung dieser Ergebnisse wurde weiterhin dadurch unterstrichen, daß das damalige Risiko, an nosokomialen Infektionen zu erkranken, in allen Krankenhäusern der USA ohne Infektionskontroll-Programme innerhalb des untersuchten 5-Jahreszeitraums um 18% anstieg.

Schlußfolgerungen

Aus diesen Daten ziehen wir die Schlußfolgerung, daß die Hygienefachschwester die zentrale Stellung in einem wirksamen Programm zur Infektionsüberwachung und -kontrolle in den Krankenhäusern der USA einnimmt und daß es entscheidend ist, eine Hygienefachschwester für nicht mehr als 250 Betten zu beschäftigen. Die Hygienefachschwester ist daher zur Infektionskontrolle, die eine signifikante Reduzierung nosokomialer Infektionen innerhalb eines das ganze Krankenhaus umfassenden Programms bewirken soll, erforderlich. Sie ist eine unabdingbare Notwendigkeit und kein Luxus.

Literatur

[1] Garner, J. S.: The role of the infection control nurse in a hospital infection program. In: F. Daschner (Hg.): *Proven and Unproven Methods in Hospital Infection Control: Proceedings of an International Workshop at Baiersbronn, West Germany.* G. Fischer, Stuttgart, 1978, pp. 9–13.

[2] Haley, R. W.: Preliminary cost-benefit analysis of hospital infection control programs (The SENIC Project). In: F. Daschner (Hg.): *Proven and Unproven Methods in Hospital Infection Control: Proceedings of an International Workshop at Baiersbronn, West Germany.* G. Fischer, Stuttgart, 1978, pp. 93–95.

[3] Colebrook, L.: Infection acquired in hospital. Lancet, *29:* 885–90 (1955).

[4] Gardner, A. M. N. et al.: The infection control sister. Lancet, *2:* 710–11 (1962).

[5] Moore, B.: The infection control sister in British hospitals. Int. Nurs. Rev., *17:* 84–92 (1970).

[6] Wenzel, K. S.: The role of the infection control nurse. Nurs. Clin. North. Am., *5:* 89–98 (1970).

[7] Emori, T. G. et al.: The infection control nurse in U.S. hospitals, 1976–1977. Am. J. Med., *70:* 933–40 (1981).

[8] Haley, R. W., Shachtman, R. S.: The emergence of infection surveillance and control programs in U.S. hospitals, 1976: An assessment. Am. J. Epidemiol., *111:* 574–591 (1980).

[9] The role of the infection control nurse in the surveillance, prevention and control of hospital-associated infections. Report on an International Conference. Copenhagen, 6–10. 11. 1978.

[10] Emori, T. G. et al.: Comparison of surveillance and control activities of infection control nurses and infection control laboratories in United States Hospitals, 1976–1977. Am. J. Infection control *10:* 3–16 (1982).

[11] McArthur, B. J. et al.: A national task analysis of infection control practitioners, 1982. Part One: Methodology and demography. Am. J. Infection Control, *12:* 88–95 (1984).

[12] Emori, T. G. et al.: Techniques and uses of surveillance in U.S. Hospitals, 1976–1977. Am. J. Med., *70:* 933–40 (1981).

[13] Haley, R. W. et al.: Study on the efficacy of nosocomial infection control (SENIC Project): Summary of study design. Am. J. Epidemiol., *111:* 472–85 (1980).

[14] Haley, R. W. et al.: Progress report on the evaluation of the efficacy of infection surveillance and control programs. Am. J. Med., *70:* 971–975 (1981).

[15] Haley, R. W. et al.: The efficacy of infection surveillance and control programs in preventing nosocomial infections in U.S. hospitals. Am. J. Epidemiol., *121:* 182–205 (1985).

[16] Zusammenfassung der Daten aus: Haley, R. W. et al.: The efficacy of infection surveillance and control programs in preventing nosocomial infections in U.S. hospitals. Am. J. Epidemiol., *121:* 182–205 (1985).

Diskussionsbemerkung

Hygieneschwester in der Bundesrepublik Deutschland

Ulrike Niehues

Entstehung des Berufsbildes

Ende 1975 wurden vier Schwestern und ein Pfleger im Rahmen einer Pilotstudie unter der Leitung von Herrn Professor Marget in den USA zu Hygienefachkräften (HFK) ausgebildet. Anschließend arbeiteten sie in verschiedenen Krankenhäusern der Bundesrepublik. Da ich als Schwester an der Studie beteiligt war, bin ich mit der Entwicklung des Berufsbildes gut vertraut.

Im Juni 1977 wurde vom Bundesgesundheitsamt (BGA) die Richtlinie für die Weiterbildung zur Hygienefachschwester bzw. zum Hygienefachpfleger veröffentlicht [1]. Der erste Weiterbildungslehrgang fand im Januar 1977 mit ungefähr 140 Unterrichtsstunden im Medizinischen Landesuntersuchungsamt Stuttgart statt.

Das Berufsbild war in den ersten Jahren noch sehr verschwommen. Die Krankenhausträger waren anfangs auch zurückhaltend mit der Einstellung einer HFK. Mittlerweile ist vielerorts die Notwendigkeit des Einsatzes einer HFK eingesehen worden. Trotzdem sind sie noch keine Selbstverständlichkeit in den Krankenhäusern der Bundesrepublik.

Voraussetzungen zur Ausübung der Tätigkeit

- Staatliche Anerkennung als Krankenschwester/Krankenpfleger bzw. Kinderkrankenschwester/Kinderkrankenpfleger
- Dreijährige Berufspraxis und Eignung zum selbständigen Arbeiten
- Abgeschlossene Weiterbildung zur HFK (5 Wochen Theorie und 6 Wochen Praktikum).

Beschäftigung

Nach der Richtlinie des BGA sollen eine oder mehrere HFK, je nach Bettenzahl, hauptberuflich an einem Krankenhaus beschäftigt sein.

Unterstellung

Die HFK kann entweder einem hauptamtlichen Krankenhaushygieniker oder dem Ärztlichen Leiter unterstellt sein. Dieser kann die Weisungsbefugnis an einen Hygienebeauftragten delegieren. Bei der Unterstellung gegenüber dem Krankenhaushygieniker ist die Verantwortung des Ärztlichen Leiters nicht aufgehoben [2].

Weisungsrecht

Nach der Richtlinie des BGA hat die HFK primär kein Weisungsrecht. Es kann ihr jedoch ein Weisungsrecht delegiert werden. Nach einer Einarbeitungszeit ist eine gute Fachkraft durchaus in der Lage, weisungsberechtigt dem Pflegepersonal gegenüber zu handeln. Der verantwortliche Arzt muß sich vorher von ihrem Fachwissen und ihrer Führungsqualität überzeugen. Mit dem Weisungsrecht ändern sich die rechtlichen Konsequenzen. Zu der arbeitsrechtlichen Haftung bei der beratenden Funktion kann nun noch die strafrechtliche und zivilrechtliche Haftung treten, da die HFK die Führungsverantwortung für ihre Anordnungen und für die Auswahl und Überwachung trägt [3].

Die rechtlichen Konsequenzen, die weit gehen können, sind mit den heutigen Gegebenheiten der tariflichen Einordnung der HFK nicht vereinbar.

Vergütung

Die Bezahlung erfolgt nach KR IV–V. Diese Einstufung in die unterste Tarifgruppe (KR IV) für Krankenschwestern ist unangemessen. Danach wäre die HFK nur eine Hilfskraft, was im krassen Gegensatz zur Bedeutung der Krankenhaushygiene steht. Möglicherweise ist die völlig unbefriedigende Vergütung dafür verantwortlich, daß es nicht genügend HFK gibt und diese auch häufiger ihren Beruf nicht ausüben, da Krankenschwestern und -pfleger bei Übernahme dieser Tätigkeit eine Gehaltsrückstufung hinnehmen müßten. Denkbar wäre eine Vergütung nach Art der Tätigkeit (Grad der Selbständigkeit also z. B. Unterstellungsverhältnis, Weisungsrecht, Ausbildungsfunktion) und nach Anzahl der Krankenhausbetten.

Aufgabengebiet

Das Aufgabengebiet umfaßt nach der Richtlinie des BGA die Erkennung, Verhütung und Bekämpfung von Krankenhausinfektionen [4]. Die Aufgaben sind im Einvernehmen mit dem Krankenhaushygieniker bzw. dem Hygienebeauftragten oder dem Ärztlichen Leiter zu erfüllen. Zu den Aufgaben gehören u. a.:
- Infektionserfassung
- Hygieneberatung

- Erstellung von Arbeitsprogrammen
- Hygieneüberwachung
- Fortbildung in Theorie und Praxis.

Zur Infektionserfassung gehört der regelmäßige Gang auf die Stationen mit Sichtung von Kurven und Krankenblättern zur Registrierung von Krankenhausinfektionen. Die Auswertung der Daten gibt Aufschluß über:
- Häufigkeit von Infektionen
- Art der Infektionen
- Lokalisation der Infektionen
- Angaben über das Keimspektrum
- Antibiotikaempfindlichkeit der nachgewiesenen Keime.

Epidemien werden schneller erkannt und unter Kontrolle gebracht.

Weitere Tätigkeitsbereiche sind:
- Beratung bei Isoliermaßnahmen
- Mitwirkung bei epidemiologischen Untersuchungen
- Mitwirkung bei Neubeschaffung von medizinisch-technischen Geräten unter hygienischen Gesichtspunkten.

Unterschiede in der Aufgabensetzung der HFK sind krankenhausspezifisch. Die Infektionserfassung wird leider mancherorts aus dem Aufgabengebiet gestrichen. Aber nur durch die Erfassung ist eine konsequente Krankenhausepidemiologie sichergestellt. Die Kombination von Beratung und Überwachung bei hygienischen Maßnahmen einerseits und der Erfassung andererseits hat sich als eine gute Organisationsform zur Verhütung von Krankenhausinfektionen erwiesen.

Zur Person der HFK

Um erfolgreich arbeiten zu können, muß eine HFK bestimmte Voraussetzungen mitbringen. Dazu gehören Lernfähigkeit und die Fähigkeit zum selbständigen Arbeiten. Ihr Wissen sollte sie in Theorie und Praxis ausdauernd und überzeugend an die Mitarbeiter vermitteln und sie zum überlegten Arbeiten motivieren können. Mut zur Auseinandersetzung mit dem Personal müssen ebenso vorhanden sein wie die kritische Beurteilung der eigenen Vorgehensweise, insbesondere bei Mißerfolgen.

Gründung der Vereinigung der HFK der Bundesrepublik Deutschland e. V.

Aus dem Bedürfnis nach Austausch und Information wurde im Oktober 1977 die Vereinigung der Hygiene-Fachkräfte der Bundesrepublik Deutschland (VHD) gegründet. Diese wird von Ärzten und Hygienikern wissenschaftlich unterstützt. Im Mai 1981 wurde die VHD ein eingetragener Verein. Ziele sind u. a.:

- Die tarifliche Auseinandersetzung mit der Gewerkschaft ÖTV und der Deutschen Krankenhausgesellschaft
- Die Verbesserung der Weiterbildung zur HFK
- Regionale und überregionale Fortbildung.

Zum Hygieneverband der USA, den europäischen Verbänden und zu Vertretern der Industrie bestehen Kontakte. Die Zahl der in der Bundesrepublik hauptberuflich tätigen HFK wird auf ungefähr 120 geschätzt. Zur HFK ausgebildet wurden bundesweit insgesamt 1200 Krankenschwestern und -pfleger [5].

Schlußbemerkung

Eine wichtige Voraussetzung für eine optimale Krankenhaushygiene ist das Erkennen von Gefahren. Die HFK ist durch die Beschäftigung mit dieser Materie und die Kenntnis der Problematik gut dazu geeignet. Ihre Anwesenheit trägt auch mit bei, das Hygienebewußtsein in der Klinik zu fördern.

Eine nutzbringende Arbeit ist nur durch die Unterstützung der Mitglieder der Hygienekommission und die Bereitschaft des Krankenhauspersonals zur Zusammenarbeit möglich.

Literatur

[1] Bundesgesundheitsamt: Weiterbildung zur Hygienefachschwester bzw. zum Hygienefachpfleger. Bundesgesundheitsbl. *20* (1977), 158–159.

[2] Bundesgesundheitsamt: Richtlinie Krankenhausinfektion, Lieferung 6 (Februar 1983), 6. G. Fischer, Stuttgart, 1983.

[3] Böhme, H.: Hygiene aus rechtlicher Sicht. Deutsche Krankenpflegezeitschrift *6* (1983), 330–334.

[4] Bundesgesundheitsamt: Richtlinie für die Erkennung, Verhütung und Bekämpfung von Krankenhausinfektionen vom 9. 1. 1976. Bundesgesundheitsbl. *19* (1976), 1, 1–7.

[5] Persönl. Mitteilung: W. Wonsak, 1. Vorsitzender der Vereinigung der Hygiene-Fachkräfte der Bundesrepublik Deutschland e. V.

Nosokomiale Infektionen auf Säuglingsstationen: Maßnahmen zu ihrer Verhütung

Bertil Nyström

Alle Infektionen bei Neugeborenen, die in einem Krankenhaus zur Welt kommen, sind per Definition nosokomial.

Termingerecht geborene, gesunde Neugeborene werden in einem Krankenhaus entweder in einer üblichen Säuglingsstation oder bei ihren Müttern in einem Rooming-in-System versorgt. Kranke und/oder frühreife Neugeborene werden in speziellen Säuglingseinheiten oder auf Intensivstationen versorgt.

Infektionsraten

Bei Neugeborenen sind die Infektionsraten gering. In den USA betrug die durchschnittliche Infektionsrate in den Jahren 1980–1982 auf den Neugeborenen-Stationen insgesamt 7,3–16 pro 1000 Geburten; die Schwankung hing von der Größe und der Art des Krankenhauses ab. Es dominierten Hautinfektionen mit 3,2–5,3 pro 1000 Geburten, gefolgt von Bakteriämien mit 0,7–2,2 und Infektionen des unteren Respirationstraktes mit 0,7–1,7 Fällen auf 1000 Geburten [1].

Diese Zahlen basieren auf Überwachungsprogrammen in Krankenhäusern. Es ist andererseits gut bekannt, daß viele Infektionen bei Neugeborenen erst in der 2. oder 3. Lebenswoche zu klinischen Symptomen führen, d. h. nach der Entlassung aus dem Krankenhaus und daß sie nicht schwerwiegend genug sind, um eine erneute Klinikeinweisung zu erfordern [2]. Die Häufigkeit der oben genannten Hautinfektionen wird daher sicher weit unterschätzt. Realistische Schätzungen gehen von ungefähr 5% aus [3].

In einem großen pädiatrischen Zentrum in Schweden lag die Häufigkeit von Neugeborenen-Sepsis bei 3,1 pro 1000 Geburten in den Jahren 1974–1978; die Neugeborenen-Meningitis trat bei 0,4 und die Neugeborenen-Osteoarthritis bei 0,41 von 1000 Neugeborenen auf [4].

Schwere Infektionen bei Neugeborenen sind im allgemeinen mit perinatalen Risikofaktoren korreliert und finden sich selten bei Kindern ohne diese. Kinder mit perinatalen Risikofaktoren werden gewöhnlich auf eine spezielle Säuglingsstation oder eine Neugeborenen-Intensivstation verlegt. Für britische Neugeborenenstationen wird die Infektionsrate insgesamt mit 16,8% angegeben: 4,3% Pneumonien, 3,3% Hautinfektionen, 2% gastrointestinale Infektionen, 0,75% Bakteriämien und 0,52% Meningitiden [5].

Für einige Neugeborenen-Intensivstationen wird die Häufigkeit von Infektionen mit 26–45% Hautinfektionen, 4–34% Pneumonien, 14–21% Bakteriämien und 3% Meningitiden angegeben [6]. Es ist unbekannt und bedarf weiterer Untersuchungen, ob die großen Differenzen der Infektionsraten zwischen den einzelnen Klinikeinheiten von Unterschieden bei der Patientenversorgung, vom Antibiotikagebrauch oder von unterschiedlichen Risikofaktoren in den verschiedenen Patientengruppen abhängen. Die meisten Studien stimmen hinsichtlich der ungefähren Verteilung der häufigsten Keime bei Krankenhaus-assoziierten Infektionen überein, das gilt sowohl für normale Säuglingsstationen als auch für die speziellen Pflegestationen und Intensiveinheiten. In den USA dominierte 1980–1982 Staphylococcus aureus mit ungefähr 40% bei allen Neugeborenen-Infektionen, andere Staphylokokken waren für ungefähr 8% der Infektionen verantwortlich. Escherichia coli und Klebsiellen waren die häufigsten gramnegativen Erreger. Bei Bakteriämien war die Situation jedoch anders. Hier dominierten B-Streptokokken und, zusammen mit gramnegativen Keimen, spielten sie auch bei Pneumonien eine wichtige Rolle [1] (s. Tabellen 1 und 2). Ein großes schwedisches pädiatrisches Zentrum hat über einen signifikanten Anstieg von Staphylokokken-Bakteriämien berichtet, bei gleichzeitiger signifikanter Abnahme von gramnegativen Bakteriämien; dabei wurden die Jahre 1969 bis 1973 mit den Jahren 1974 bis 1978 verglichen [4].

Besondere Beachtung wird den B-Streptokokken zuteil. Infektionen mit B-Streptokokken nehmen bei Neugeborenen zu. B-Streptokokken-Septikämien können bei Neugeborenen frühzeitig oder verzögert beginnen. Bei einem frühzeitigen Beginn der Erkrankung werden die Bakterien von der Mutter übertragen. Bei einem verzögerten Beginn können sie auch durch nosokomiale Ausbreitung auf der Säuglingsstation erworben werden. Schwangere Frauen sind zum Zeitpunkt der Entbindung zu ungefähr 25–35% Trägerinnen von B-Streptokokken [7]. Ungefähr 4% der Neugeborenen von Keimträgerinnen entwickeln eine Pneumonie mit B-Streptokokken [8]. Das Vorkommen der früh beginnenden B-Streptokokken-Sepsis wurde mit 3–4,2 pro 1000 Entbindungen und für die spät beginnende Form der Sepsis mit 0,5–1 pro 1000 Entbindungen angegeben [7].

Ausbrüche von nosokomialen Infektionen kommen in Säuglingsstationen vor. Staphylokokkenhospitalismus war vor 20 oder 30 Jahren üblich, wird aber jetzt in Skandinavien selten angetroffen. Kürzlich ist jedoch über einen weit um sich greifenden Fall von Staphylokokkenhospitalismus in einer Säuglingsstation in Wien berichtet worden; 11,7%

Tabelle 1 Prozentuale Verteilung der 12 häufigsten Krankheitserreger in Neugeborenenstationen, USA 1980–1982

Staphylococcus aureus	40,3
Escherichia coli	8,9
Koagulase-negative Staphylokokken	7,8
Streptokokken der serologischen Gruppe B	7,4
Klebsiellen	6,2
Enterokokken	5,6
Candida spp.	4,2
Enterobacter spp.	3,1
Pseudomonas aeruginosa	2,0
Serratia spp.	1,4
Proteus spp.	1,2
Bacteroides spp.	0,5
Andere	11,4

Tabelle 2: Die häufigsten Krankheitserreger, isoliert bei den wichtigsten Infektionslokalisationen; Neugeborenen-Stationen, USA 1980–1982

Infektionen des unteren Respirationstraktes	
Staphylococcus aureus	23,2%
Klebsiella spp.	16,3%
Streptokokken der serologischen Gruppe B	12,3%
Pseudomonas aeruginosa	8,9%
Koagulase-negative Staphylokokken	5,9%
Hautinfektionen	
Staphylococcus aureus	61,8%
Escherichia coli	6,7%
Koagulase-negative Staphylokokken	5,8%
Enterokokken	5,6%
Candida spp.	3,7%
Bakteriämien	
Streptokokken der serologischen Gruppe B	24,8%
Staphylococcus aureus	14,5%
Escherichia coli	11,0%
Koagulase-negative Staphylokokken	10,3%
Enterokokken	9,9%

der Säuglinge entwickelten Hautinfektionen während des Krankenhausaufenthaltes und vermutlich eine weit größere Anzahl nach ihrer Entlassung aus dem Krankenhaus. Es wurde über eine Pneumonie und zwei Osteomyelitiden berichtet [9]. In Schweden wurden in den letzten Jahren mehrere Ausbrüche von A-Streptokokken-Infektionen in Säuglingsstationen beobachtet [10], wobei zumindest ein Todesfall und mehrere schwere Erkrankungen auftraten. B-Streptokokken werden ebenfalls nosokomial in der Säuglingsstation verbreitet [11]. Das kann zu den spät beginnenden B-Streptokokken-Erkrankungen beitragen, sicher jedoch nicht zu den frühzeitig beginnenden. Gehäuftes Auftreten von Diarrhoeen, verursacht durch enteropathogene E. coli-Stämme, sind heute nicht mehr so häufig wie früher. Stattdessen haben Rotaviren die Rolle als häufigste Erreger von Diarrhoeen auf Säuglingsstationen übernommen. Aus Australien wird über eine endemische Häufigkeitsrate von 2 bis 3% berichtet, die bei akuten Ausbrüchen auf über 50% ansteigen kann [12].

Bei einer kostenorientierten Analyse von Kasuistiken nosokomialer Infektionen konnte für eine französische Neugeborenenstation gezeigt werden, daß durch verlängerten Krankenhausaufenthalt und Laboruntersuchungen die Kosten bei infizierten Kindern um 32% höher lagen als bei gesunden Kindern in derselben Einheit [13].

Normale Säuglingsstationen

Bei Staphylokokken und Streptokokken geht eine Kolonisierung der klinischen Infektion voraus. Nabel, Leistengegend und Achsel werden zuerst befallen. Kulturen vom Nabel der Neugeborenen sind ein guter Indikator für die Kolonisierung während der ersten Lebenstage [14].

Obwohl die amerikanische Akademie für Pädiatrie festgestellt hat, daß „es keine einzige Methode der Nabelpflege gibt, die nachweislich die Kolonisierung und Erkrankung limitiert“ [15], geben neue Untersuchungen Anlaß zu Zweifeln an dieser Behauptung. In einer klinischen Studie wurde durch tägliche Nabelpflege bei reifen Neugeborenen mit einer Lösung von 0,5% Chlorhexidin in 70%igem Ethanol die Trägerrate an Staphylokokken, Streptokokken und E. coli reduziert, verglichen mit der alleinigen Anwendung von 70%igem Ethanol ohne Chlorhexidin (Tabelle 3); die nosokomiale Ausbreitung von B-Streptokokken wurde gleichfalls vermindert [16]. In einer anderen Untersuchung wird ein vergleichbar günstiger Effekt durch die Verwendung von 4%iger Chlorhexidin-Detergens-Lösung für die tägliche Nabelpflege angegeben; purulente Hautinfektionen nach Entlassung aus dem Krankenhaus können bei den Kindern reduziert werden [17].

Tabelle 3 Häufigkeit der Kolonisierung des Nabels mit verschiedenen Erregern in einer Säulingsstation, in der entweder täglich eine 70% Ethanol-Lösung (E) oder eine 0,5% Chlorhexidin-Lösung in 70% Ethanol (CHE) zur Nabelpflege verwendet wird.

Spezies	Kolonisierungsrate (%)	
	E	CHE
Staphylococcus aureus	83,5	32,5
Koagulase-negative Staphylokokken	20,6	39,3
Streptokokken, serologische Gruppe B	18,3	6,8
Streptokokken, serologische Gruppe G	10,1	0,3
Escherichia coli	33,2	21,8
Klebsiella spp.	8,2	8,2
Andere gramnegative Stäbchen	9,8	8,4
Anaerobier	31,0	17,9

In klassischen Studien ist sehr schön demonstriert worden, daß die Hände des Personals die wichtigste Rolle bei dem Transfer von pathogenen Keimen zwischen den Säuglingen im Krankenhaus spielen [18]. Es ist gezeigt worden, daß medizinische Seifen für die hygienische Händedesinfektion nicht besser sind als normale Seifen [19] und daß das Einreiben der Hände mit 0,5 ml einer alkoholischen Lösung mindestens genauso effektiv ist, wie das Händewaschen mit Wasser und Seife für 30–60 Sekunden [20]. Das Krankenhauspersonal führt keine Händewaschungen mit Wasser und Seife für 30–60 Sekunden durch. In einem Bericht [21] wird die durchschnittliche Dauer der Waschprozedur mit 8,6 Sekunden angegeben. Das Einreiben der Hände mit einer kleinen Menge alkoholischer Lösung und das Abtrocknenlassen wird vermutlich größere Zustimmung finden; positiv wirkt sich dabei sicher auch aus, daß das häufige Einreiben der Hände mit alkoholischen Lösungen mit hautpflegenden Zusätzen die Haut weniger schädigt als das häufige Waschen mit Wasser und Seife [22]. Bestürzend ist jedoch die Tatsache, daß nach einigen Untersuchungen nur in ungefähr 40% der Fälle die hygienische Händedesinfektion sorgfältig durchgeführt wird, wobei die Ärzte mit zu den schlimmsten Sündern gehören [23].

Der Gebrauch von Einmal-Kitteln und Mundschutz bei der Pflege der Neugeborenen hat keinen Einfluß auf die Infektionsrate [24]. Das Baden oder Waschen der Neugeborenen in der Säuglingsstation hat keinen Effekt auf die Kolonisationsrate [25]. Ein partielles Rooming-in-System, bei dem das Neugeborene während der Nacht vom Raum der Mutter in eine Säuglingsstation gebracht wird, beeinflußt die allgemeine Infektionsrate nicht [3]. Eine Untersuchung kommt zu der Schlußfolgerung, daß bei einem partiellen Rooming-in-System, bei dem die Neugeborenen während der ersten Nächte in eine kleine 6-Betten-Säuglingsstation gebracht werden, die Häufigkeit von gastrointestinalen Infektionen vermindert wird [12]. Ein Kohortenprogramm, wo alle Neugeborenen einer 24–48 Stunden Periode in denselben Raum gebracht werden, in den keine neuen Patienten aufgenommen werden, bis der Raum geleert und gereinigt worden ist, ist ein empfohlener Weg, um das Risiko der Bakterienverbreitung zwischen den Kindern zu minimieren [26].

Die Bedeutung des Stillens muß unterstrichen werden. Verschiedene Faktoren in der Muttermilch schützen das Kind vor der intestinalen Invasion mit Bakterien aus der Umgebung und reduzieren das Risiko von Diarrhoeen mit den entsprechenden Komplikationen.

Die Bedeutung von Überwachungsprogrammen zur Kontrolle von Hospitalismusinfektionen ist zu Recht und häufig betont worden. Jedes derartige Programm zur Überwachung von Krankenhaus-erworbenen Infektionen wird jedoch in üblichen Säuglingsstationen eine wesentlich zu niedrige Infektionsrate ermitteln, wenn nicht die Infektionen eingeschlossen werden, die nach der Entlassung des Kindes aus dem Krankenhaus auftreten [3]. Eine Überwachung der Kolonisierung durch Kulturen vom Nabel aller Neugeborenen vor der Entlassung aus dem Krankenhaus kann jedoch rasch die Ausbreitung eines Bakterienstammes innerhalb einer Säuglingsstation aufdecken, falls adäquate Typisierungssysteme verwendet werden. Eine derartige Überwachung der Kolonisierung wird von einigen Krankenhäusern durchgeführt [27], während andere dieses Vorgehen für zu kostenintensiv halten.

Neugeborenen-Intensivstationen

Für die Neugeborenen-Intensivstation konnte gezeigt werden, daß sowohl eine Überlastung durch zu viele Patienten als auch zu wenig Pflegepersonal die Zahl zusammenhängender Staphylokokken-Infektionen erhöht [28]. Eine Erhöhung des Personalschlüssels um 50%, eine Vergrößerung des Raumes von 3,2 auf 13 qm pro Neugeborenes, eine deutlich erhöhte Anzahl von konventionellen Abflüssen und verbesserte Möglichkeiten zur Isolierung bewirkten in einer derartigen Studie eine Verminderung der wichtigsten nosokomialen Infektionen von 5,2 auf 0,9% [29].

Invasive Prozeduren sollten in einer Neugeborenen-Intensivstation minimiert werden. Transkutane Blutgasanalysen und Bilirubinbestimmungen können zu einem gewissen Grad invasive Methoden ersetzen, bei denen Blut aus Kathetern gewonnen wird. Herzuntersuchungen durch Ultraschall können in vielen Fällen Herzkatheterisierungen ablösen.

Eine sehr restriktive Antibiotikapolitik ist von größter Bedeutung. Es ist eine fundamentale Wahrheit, oft wiederholt und dennoch häufig nicht beachtet. Um die Bedeutung dieses Faktors zu beweisen, sind wiederholt Ausbrüche von schweren Infektionen in Neugeborenen-Intensivstationen mit multiresistenten Klebsiellen oder anderen gramnegativen Bakterien beschrieben worden.

Im Hinblick auf die früh beginnende B-Streptokokkensepsis sind Infektionskontrollmaßnahmen in der Säuglingsstation nutzlos. Die Aufmerksamkeit richtete sich auf die Immunprophylaxe, aber das ist noch immer ein klinisch und praktisch ungelöstes Problem. Die prophylaktische Penicillingabe bei Schwangeren, die Keimträgerinnen sind, oder bei Kindern, die von Keimträgerinnen geboren werden, ist vorgeschlagen worden; derartige Maßnahmen führen aber zu der schwierigen Frage der Identifizierung von Keimträgerinnen beim Geburtstermin und der Selektion von Penicillin-resistenten Bakterien in der Säuglingsstation usw. Schwedische Gruppen studieren den Effekt der Desinfektion des Geburtskanales mit Chlorhexidin vor der Geburt. Das scheint möglich zu sein. Es muß jedoch z. Zt. noch offen bleiben, ob dieses Vorgehen in der klinischen Routine eingesetzt werden kann [30].

Inkubatoren sind nur selten stark kontaminiert, es sei denn, ein kontaminierter Vernebler wurde gebraucht (Tabelle 4).Sie müssen jedoch nach der Benutzung gereinigt werden. Die Reinigung mit einer sauberen, frisch zubereiteten Detergens-Lösung, gefolgt durch Trocknen, ist effektiv und läßt – wenn überhaupt – nur wenige Staph. aureus- oder Pseudomonas aeruginosa-Keime zurück. Die Desinfektion führt nicht zu besseren Resultaten; wenn sie jedoch als notwendig erachtet wird, sollte Alkohol der Vorzug gegeben werden [31] (s. Tab. 5). Allerdings führt der regelmäßige Gebrauch von Alkohol auf durchsichtigen Oberflächen manchmal zu Rissen im Material.

Tabelle 4 Kontamination von Inkubatoren

Herkunft der Proben	Anzahl der Proben	Anzahl der Bakterien pro 100 cm^2 Insgesamt	Staph. aureus	Gramneg. Stäbchen
Abdeckung	150	61,6	9,8	1,8
Metallboden	50	318,8	10,4	2,8

Literatur

[1] Centers for Disease Control: Nosocomial Infection Surveillance 1980–1982. In: CDC Surveillance Summaries 1983; 32 (No. 4SS): 1SS–16SS.

[2] Cedergren, B.; Lagercrantz, R.; Norén, L.: Infections and staphylococci on the maternity ward. Acta Paediatr. Scand., *Suppl. 135:* 45–53 (1962).

[3] Lagercrantz, R.; Nyström, B.; Wretlind, B.: Staphylococci and infection in maternity wards. IV. Studies on a partial rooming-in system. Acta Paediatr. Scand., *62:* 621–624 (1973).

[4] Bennet, R.; Eriksson, M.; Zetterström, R.: Increasing incidence of neonatal septicemia: Causative organisms and predisposing risk factors. Acta Paediatr. Scand., *70:* 207–210 (1981).

[5] Meers, P. D. et al.: Report on the national survey of infection in hospitals, 1980. J. Hosp. Infect., *2:* Supplement (1981).

[6] Daschner, F. D.: Nosocomial infections in paediatric intensive care units. In: Sabri, S.; Titensor, J. R. (eds.): Hospital infection and its control – 1982. Barker, Richmond, England, 1983, p. 47–50.

[7] Baker, C. J.: Summary of the workshop on perinatal infections due to group B streptococcus. J. Inf. Dis., *136:* 137–152 (1977).
[8] Christensen, K. K. et al.: The significance of group B streptococci in neonatal pneumonia. Eur. J. Pediatr. *140:* 118–122 (1983).
[9] Wewalka, G. et al.: Eine Epidemie durch Staphylococcus aureus in einer Neugeborenenabteilung. Hyg. Med., *7:* 287–290 (1982).
[10] Berg, U. et al.: An outbreak of group A streptococcal infection in a maternity unit. J. Hosp. Infect., *3:* 333–339 (1982).
[11] Easmon, C. S. F. et al.: Nosocomial transmission of group B streptococci. Br. Med. J., *282:* 459–461 (1981).
[12] Bishop, R. F. et al.: Diarrhoea and rotavirus infection associated with different regimens for postnatal care on newborn babies. J. Clin. Microbiol., *9:* 525–529 (1979).
[13] Girard, R. et al.: Costs of nosocomial infection in a neonatal unit. J. Hosp. Infect., *4:* 361–366 (1983).
[14] Evans, H. E.; Akpata, S. O.; Baki, A.: Factors influencing the establishment of the neonatal bacterial flora. I. The role of host factors. Arch. Environmental Health, *21:* 514–519 (1970).
[15] American Academy of Pediatrics: Committee on fetus and newborn. Skin care of newborns. Pediatrics, *54:* 682–683 (1974).
[16] Bygdeman, S. et al.: Influence of ethanol with and without chlorhexidine on the bacterial colonization of the umbilicus of newborn infants. Infect. Control *5:* 275–278 (1984).
[17] Seeberg, S.; Brinkhoff, B.: Epidemiology and control of staphylococcal pyoderma among newborn infants: evaluation of a method for routine cord care with 4 per cent chlorhexidine-detergent solution. J. Hosp. Infect., *5:* 121–136 (1984).
[18] Mortimer, E. A. et al.: Role of airborne transmission in staphylococcal infections. Br. Med. J., *I:* 319–322 (1966).
[19] Rotter, M.: Hygienische Händedesinfektion. Hyg. Med. *8:* 399–343 (1983).
[20] Mackintosh, C. A.; Hoffman, P. N.: An extended model for transfer of microorganisms via the hands: differences between organisms and the effect of alcohol disinfection. J. Hyg. Camb., *92:* 345–355 (1984).
[21] Quaraishi, Z. A.; McGuckin, M.; Blais, F. X.: Duration of handwashing in intensive care units: A descriptive study. Am. J. Infect. Control, *12:* 83–87 (1984).
[22] Ojajärvi, J.: Evaluation of hand washing and disinfection methods used in hospital wards. Med. Diss. Kansanterveystieteen julkaisuja M 61: 1981, Helsinki, Finland.
[23] Albert, R. K.; Condie, F.: Hand-washing patterns in medical intensive-care units. New Engl. J. Med., *304:* 1465–1466 (1981).
[24] Forfar, J. O.; Mac Cabe, A. F.: Masking and gowning in nurseries for the newborn infant. Effect on staphylococcal carriage and infection. Br. Med. J., *I:* 76–79 (1958).
[25] Henningson, A.; Nyström, B.; Tunell, R.: Bathing or washing babies after birth? Lancet, *II:* 1401–1403 (1981).
[26] Allen, J. R.; Oliver, T. K.: The newborn nursery. In: Bennet J. V., Brachman P. S. (eds.): Hospital Infections. Little, Brown and Co, Boston, 1979.
[27] Bygdeman, S. et al.: Hemolytic streptococci among infants in a maternity department. Scand. J. Infect. Dis., *10:* 45–49 (1978).
[28] Haley, R. W.; Bregman, D. A.: The role of understaffing and overcrowding in recurrent outbreaks of staphylococcal infection in a neonatal special-care unit. J. Inf. Dis., *145:* 875–885 (1982).
[29] Goldman, D. A.; Durbin, W. A.; Freeman, J.: Nosocomial infections in a neonatal intensive care unit. J. Inf. Dis., *144:* 449–459 (1981).
[30] Dykes, A.-K. et al.: Chlorhexidine for prevention of neonatal colonization with group B streptococci II. Chlorhexidine concentrations and recovery of group B streptococci following vaginal washing in pregnant women. Eur. J. Obstet. Gynec. Reprod. Biol., *16:* 167–172 (1983).
[31] Ayliffe, G. A. J.; Collins, B. J.; Green, S.: Hygiene of babies' incubators. Lancet, *I:* 923–924 (1975).

Sinnvoller Desinfektionsmitteleinsatz in Krankenhäusern

Bertil Nyström

Die Centers for Disease Control der USA haben in den jüngsten Richtlinien zur Verhütung und Kontrolle nosokomialer Infektionen ein sehr nützliches Bewertungsschema eingeführt. Dieses Schema sieht für die empfohlenen Vorgehensweisen drei Kategorien vor [1].

Der Kategorie I werden solche Maßnahmen zugeordnet, die unbedingt durchgeführt werden sollten. Entweder ist in sorgfältig angelegten, kontrollierten klinischen Studien bewiesen worden, daß sie das Risiko nosokomialer Infektionen vermindern können oder die Mehrzahl der Experten betrachtet sie als nützlich. Die Kategorie II umfaßt Maßnahmen, deren Durchführung angeraten erscheint. Entweder hat sich bei klinischen Studien eine hohe Wahrscheinlichkeit für ihre Wirksamkeit gezeigt oder es handelt sich um Maßnahmen, die zwar noch nicht sehr ausführlich untersucht worden sind, die aber einer strengen Prüfung auf ihre Logik standhalten. In die Kategorie III fallen Maßnahmen, für deren Durchführung es nur schwache Gründe gibt; sie sind zwar von einzelnen vorgeschlagen worden, es fehlen jedoch zuverlässige Daten über ihre Wirksamkeit, und sie halten einer strengen Überprüfung der zugrundeliegenden Theorien nicht stand.

Im folgenden sollen die üblichen Desinfektionsmaßnahmen in Krankenhäusern und die für sie sprechenden Argumente kritisch überprüft werden, wobei gleichzeitig versucht werden soll, sie einer der drei genannten Empfehlungskategorien zuzuordnen. Es ist dabei durchaus beabsichtigt, im Zusammenhang mit bestimmten Gewohnheiten zu provozieren.

Nur für wenige Desinfektionsmaßnahmen läßt sich durch gut durchgeführte, kontrollierte klinische Studien belegen, daß sie in der Lage sind, nosokomiale Infektionen zu verhüten. Daher können nur wenige Desinfektionsmaßnahmen der Kategorie I zugeordnet werden.

Einige Desinfektionsmaßnahmen werden durch Studien gestützt, die zeigen, daß der Kontaminationsgrad auf dem desinfizierten Objekt beeinflußt wird. Solche Studien halten der kritischen Überprüfung der Desinfektionsmaßnahmen nur dann stand, wenn außerdem gezeigt werden kann, daß die initiale Kontamination des Objektes stark genug ist, um den Patienten zu gefährden, oder die üblichen Reinigungsmaßnahmen nicht ausreichen. Falls derartige Studien durchgeführt worden sind, können die Maßnahmen der Kategorie II zugeordnet werden.

Wenn die verfügbaren Daten diese Kriterien nicht erfüllen, kann die Desinfektionsmaßnahme, wenn überhaupt, nur mit den Begründungen der Kategorie III empfohlen werden.

Händedesinfektion

Semmelweis war der erste, der die Wirksamkeit der Händedesinfektion im Vergleich zum Unterlassen jeglicher Maßnahme bewies [2]. Eine derartige Empfehlung gehört hier zweifelsfrei in die Kategorie I.

Es wird bereits schwieriger, das Waschen der Hände mit der Händedesinfektion zu vergleichen. Jensen hat gezeigt, daß nach einer üblichen „schmutzigen“ Pflegemaßnahme, wie z. B. Versorgen einer infizierten Wunde, Absaugen der unteren Luftwege, Arbeiten mit infiziertem Urin, Durchführen einer perinealen Toilette, die Hände des damit Beschäftigten mit 10^6–10^8 oder mehr Mikroorganismen kontaminiert sein können [3]. Marples und Towers haben ein Modell entwickelt, bei dem sie experimentell zeigen konnten, daß 20 bis 85% dieser Kontamination von den Händen auf eine saubere Oberfläche übertragen wird [4]. Mackintosh und Hoffman haben gefunden, daß das Einreiben der Hände mit 0,5 ml Alkohol genau so wirksam ist wie das Waschen mit Seife und Wasser für 30 bis 60 Sekunden [5]. Das Personal eines Krankenhauses wäscht sich nicht die Hände für 30 bis 60 Sekunden, könnte sich aber möglicherweise leicht mit der Vorschrift anfreunden, die Hände mit 0,5 ml Alkohol einzureiben, der hautpflegende Zusätze enthält. Die Händedesinfektion nach „schmutzigen“ Pflegemaßnahmen mit einem alkoholischen Desinfektionsmittel anstelle des Waschens mit Seife und Wasser sollte daher mit der Begründung der Kategorie II empfohlen werden.

Keine Empfehlung der chirurgischen Händedesinfektion kann den Anspruch erheben, der Kategorie I zugeordnet zu werden. Rotter et al. [6] haben gezeigt, daß eine gute medizinische Seife die Hautflora auf den Händen um ungefähr den Faktor 10^{-1} vermindert und für mindestens 3 Stunden auf diesem Niveau hält. Hoborn hat das Risiko bakterienundichter Stellen durch die Punktion von Handschuhen untersucht und in diesem Zusammenhang ernsthafte Zweifel an der klinischen Bedeutung der genannten Keimreduktion geäußert [7]. Er zeigt, daß die Anzahl der Mikroorganismen, die durch die Punktionsstellen der Handschuhe austreten können, erheblichen individuellen Schwankungen unterworfen ist, wobei die o. g. Reduktion nur sehr gering ist. Rotter et al. [6] haben jedoch nachgewiesen, daß die Einwirkung von Iso- und n-Propanol auf die Hautflora um ungefähr zwei Zehnerpotenzen besser ist als die Einwirkung von medizinischer Seife; und das könnte sehr wohl eine klinisch bedeutsamere Reduktion darstellen. Es ist zweifelhaft, ob der präoperative Gebrauch einer medizinischen Seife eine andere Klassifizierung als die Kategorie III rechtfertigt, aber der Gebrauch einer alkoholischen präoperativen Hautdesinfektion sollte als Empfehlung der Kategorie II eingestuft werden.

Von einigen Untersuchern ist die wiederholte Ganzkörperwaschung des Patienten mit einer medizinischen Seife vor einem chirurgischen Eingriff empfohlen worden. Diese Empfehlung kann nicht in die Kategorie I eingeordnet werden, da die wenigen klinischen Studien zur Überprüfung der Reduzierung der Wundinfektionsrate durch diese Maßnahme weder in ihrer Anlage noch in ihrer Kontrolle als ausreichend betrachtet werden können [8]. Der theoretische Hintergrund ist jedoch durchaus einleuchtend. Bengtsson et al. [9] haben gezeigt, daß Keimträger von Staphylococcus aureus einem höheren Risiko von postoperativen Wundinfektionen mit Staphylococcus aureus ausgesetzt sind. Bergman und Seeberg [10] haben nachgewiesen, daß zwei bis drei Ganzkörperwaschungen mit einer medizinischen Seife die Hautflora, und zwar speziell Staphylococcus aureus, signifikant reduzieren. Demnach ist es vernünftig, die Empfehlung einer wiederholten präoperativen Ganzkörperwaschung mit einer medizinischen Seife der Kategorie II zuzuordnen. Da Wundinfektionen mit Staphylococcus aureus gleich häufig bei sauberen wie bei kontaminierten chirurgischen Eingriffen auftreten [9], kann diese Empfehlung generell für alle offenen Wunden gelten.

Gerätedesinfektion

Wenn man medizinisches Gerät betrachtet, kann man feststellen, daß die Empfehlung einer sorgfältigen Desinfektion von Gastroskopen und Koloskopen zur Kategorie II gehört. Es gibt genügend Berichte über den Transfer von Infektionen mit gramnegativen Erregern durch ungenügend desinfizierte Instrumente. Das größere Problem ist in diesem Zusammenhang, *wie* – nicht *ob* – die Desinfektion durchgeführt werden soll.

Der Kontaminationsgrad von Bettpfannen, Waschschüsseln und Urinflaschen nach Gebrauch, nach Behandlung in einem Bettpfannenwaschgerät mit oder ohne Schlußspülung mit heißem Wasser ist untersucht worden [11, 12]. Der Kontaminationsgrad dieser Gegenstände ist naturgemäß nach Gebrauch sehr hoch und er wird wesentlich effektiver durch solche Bettpfannenwaschgeräte reduziert, die zum Schluß mit heißem Wasser spülen. Die wichtigste Frage ist, ob die ungenügend dekontaminierten Objekte eine Gefahr als Infektionsquelle darstellen oder nicht. Wenn sie es nicht für den Patienten direkt sind, so können sie indirekt zur Gefahr werden, indem sie in die Hände des Personals kontaminieren. Die Empfehlung, derartige Objekte mit heißem Wasser zu desinfizieren, sollte daher der Kategorie II zugeordnet werden.

Ayliffe et al. [13] haben in einer Studie den Kontaminationsgrad von Inkubatoren für Kinder verglichen, wobei entweder nur mit Wasser gereinigt wurde, mit einem Detergens oder mit einem Desinfektionsmittel. Das bloße Auswischen mit Wasser, kombiniert mit anschließendem Trocknen, hat überraschend gute Effekte. Wenn überhaupt eine Empfehlung hinsichtlich der Desinfektion von Inkubatoren für Kinder gemacht werden kann, so kann sie allenfalls nur der Kategorie III zugeordnet werden.

Chirurgische Instrumente werden in einigen Krankenhäusern und Ländern nach Gebrauch desinfiziert, bevor sie sterilisiert werden, an anderen Orten jedoch nur gereinigt. Der Kontaminationsgrad von chirurgischen Instrumenten, die bei üblichen chirurgischen Eingriffen verwendet werden, ist überraschend gering [14]; Niléhn [15] hat allerdings eine stärkere Kontamination bei solchen chirurgischen Instrumenten gefunden, die bei der Behandlung von großen infizierten Brandwunden verwendet wurden. Der Kontaminationsgrad des Instrumentes ist vor und nach Eintauchen in einer Detergenslösung ungefähr gleich. Er ist geringer nach Eintauchen in eine phenolische Desinfektionsdetergenslösung; das gleiche Resultat wird erreicht durch das Waschen in einer entsprechenden Maschine, die zum Schluß mit heißem Wasser spült.

Der geringste Kontaminationsgrad wurde durch das Waschen in einer Maschine ohne Schlußspülung mit heißem Wasser aber mit einem höheren Reinigungsgrad im Vergleich zu der erstgenannten Maschine erreicht [14]. Es ist unwahrscheinlich, daß diese Differenzen irgendeine klinische Bedeutung haben; wenn aber Instrumente manuell durch das

Personal gereinigt werden, sollte aus Vorsichtsgründen empfohlen werden, vor der manuellen Reinigung eine chemische Desinfektion durchzuführen, um eine unnötige Kontamination der Hände zu vermeiden. Diese Maßnahme ist allerdings nur der Kategorie III zuzuordnen.

Hinsichtlich der Oberflächendesinfektion läßt sich feststellen, daß Badewannen und Duscheinrichtungen nach chemischer Desinfektion den gleichen Kontaminationsgrad aufweisen wie nach bloßer Reinigung mit einem Detergens [16]. Die routinemäßige Desinfektion dieser Gegenstände ist also überflüssig. Eine derartige Empfehlung kann daher allenfalls der Kategorie III zugeordnet werden.

Hambraeus und Malmborg haben die Wirkung von täglich einmaliger Reinigung und täglicher einmaliger Desinfektion sowie Reinigung und Desinfektion nach jedem Gebrauch bei Toilettensitzen und Wasserhähnen verglichen [17]. Je häufiger die Behandlung durchgeführt wurde, um so niedriger war der Kontaminationsgrad; die Wahl eines Desinfektionsmittels oder eines Detergens hatte jedoch so gut wie keinen Einfluß. Das bedeutet auch hier, daß die regelmäßige Desinfektion von Toilettensitzen und Wasserhähnen lediglich den Stellenwert der Kategorie III hat.

Fußboden- und Zimmerdesinfektion

Ayliffe et al. [18] fanden, daß der Kontaminationsgrad des Fußbodens eine Stunde nach Reinigung gleich hoch war, unabhängig davon ob ein Desinfektionsmittel oder Detergens verwendet wurde. Darüber hinaus haben Ayliffe et al. und Hambraeus et al. erhebliche Zweifel darüber geäußert, ob die Mikroorganismen auf dem Fußboden überhaupt eine bedeutende Rolle bei aerogenen Infektionen in einer Pflegeeinheit oder in einem Operationsraum spielen [18, 19]. Es gibt daher nur wenig oder gar keinen wissenschaftlichen Rückhalt für eine routinemäßige Fußbodendesinfektion in Pflegeeinheiten oder Operationseinheiten. Die Empfehlung solcher Maßnahmen kann allenfalls in die Kategorie III eingeordnet werden.

Das Ausnebeln der Räume im Verlauf einer Desinfektion durch Verdampfen von Formalin ist nach einer deutschen Arbeitsgruppe [20] nur gerechtfertigt im Fall von Pocken, offener Tuberkulose usw. Der Public Health Service der USA wertete es als eine ineffektive Schlußdesinfektionsprozedur, empfiehlt es jedoch im Falle von Pocken [21]. Beeby et al. [22] sowie Eller et al. [23] haben die Unzuverlässigkeit dieser Maßnahme bewiesen. Sie kann daher nur für außergewöhnliche Umstände empfohlen werden.

Die nachfolgende Tabelle stellt gleichzeitig eine Zusammenfassung dar:

Maßnahme	*Kategorie*
Hygienische Händedesinfektion	I
Hygienische Händedesinfektion mit Alkohol	II
Chirurgische Händedesinfektion mit medizinischer Seife	III
Chirurgische Händedesinfektion mit Alkohol	II
Wiederholte Ganzkörperwaschung mit medizinischer Seife vor chirurgischen Eingriffen	II

Maßnahme	*Kategorie*
Chemische Desinfektion von Gastro- und Koloskopen	II
Desinfektion von Bettpfannen, Waschschüsseln und Urinalen mit heißem Wasser	II
Desinfektion von Inkubatoren für Kinder	III
Desinfektion von chirurgischen Instrumenten vor der Sterlisierung	III
Routinemäßige Desinfektion von Badewannen und Duscheinrichtungen	III
Routinemäßige Desinfektion von Toilettensitzen und Wasserhähnen	III
Routinemäßige Fußbodendesinfektion	III

Literatur

[1] Haley, R. W.: Centers for Disease Control Guidelines for the Prevention and Control of Nosocomial Infection. Introduction. Infection Control *2:* 123–124 (1981).

[2] Semmelweis, I. P.: Vortrag über die Genesis des Puerperalfiebers. Protokoll der allg. Versamml. der k. k. Ges. Der Ärzte zu Wien, 15. Mai 1850.

[3] Jensen, K.: Handdesinfektion. Ugeskr. Laeger. *136:* 579–585 (1974).

[4] Marples, R. R.; Towers, A. G.: A laboratory model for the investigation of contact transfer of micro-organisms. J. Hyg. Camb. *82:* 237–248 (1979).

[5] Mackintosh, C. A.; Hoffman, P. N.: An extended model for transfer of microorganisms via the hands: differences between organisms and the effect of alcohol disinfection. J. Hyg. Camb. *92:* 345–355 (1984).

[6] Rotter, M.; Koller, W.; Wewalka, G.: Povidone-iodine and chlorhexidine gluconate-containing detergents for disinfection of hands. J. Hosp. Inf. *1:* 149–158 (1980).

[7] Hoborn, J.: Humans as dispersers of microorganisms – dispersion pattern and prevention. III. Transmission of aerobic skin organisms via contact. Med. Diss. Göteborg, 1981.

[8] Brandberg, A. et al.: Post-operative Wound infections in Vascular Surgery – Effect of Pre-operative Whole Body Disinfection by Showerbath with Chlorhexidine Soap. In: Problems in the Control of Hospital Infection. Royal Soc. of Med. Internat. Congr. and Symp. Series No 23, 1980.

[9] Bengtsson, S.; Hambraeus, A.; Laurell, G.: Wound infection after surgery in a modern operating suite: clinical, bacteriological and epidemiological findings. J. Hyg. Camb., *83:* 41–56 (1979).

[10] Bergman, B.; Seeberg, S.: A Bacteriological Evaluation of a Programme for Preoperative Total Body-Washing with Chlorhexidine Gluconate Performed by Patients Undergoing Orthopaedic Surgery. Arch. Orthop. Traumat. Surg., *94:* 59–62 (1979).

[11] Nyström, B.: Disinfection in bed-pan washers. J. Hosp. Infect. (im Druck).

[12] Koller, W.: Experiments on cleaning and disinfection with three commercial bed-pan washer-disinfectors. Hyg. Med., *3:* 192–197 (1978).

[13] Ayliffe, G. A. J.; Collins, B. J.; Green, S.: Hygiene of babies incubators. Lancet, *I:* 923–924 (1975).

[14] Nyström, B.: Disinfection of surgical instruments. J. Hosp. Infect., *2:* 263–268 (1981).

[15] Niléhn, B.: Persönliche Mitteilung 1981.

[16] Nyström, B.: The disinfection of baths and shower trolleys in hospitals. J. Hosp. Infect., *1:* 345–348 (1980).

[17] Hambraeus, A.; Malmborg, A.-S.: Disinfection or cleaning of hospital toilets – an evaluation of different routines. J. Hosp. Infect., *1:* 159–163 (1980).

[18] Ayliffe, G. A. J. et al.: Ward floors and other surfaces as reservoirs of hospital infection. J. Hyg. Camb. *65:* 515–536 (1967).

[19] Hambraeus, A.; Bengtsson, S.; Laurell, G.: Bacterial contamination in a modern operating suite. 3. Importance of floor contamination as a source of airborne bacteria. J. Hyg. Camb., *80:* 169–174 (1978).

[20] Realismus in der Krankenhaushygiene – Flächendesinfektion. Hyg. Med. *5:* 215–218 (1980).

[21] Isolation techniques for use in hospitals. Public Health Service Publication No. 2054. US Govt. Printing Office, Washington, 1970.

[22] Beeby. M. M.; Kingston, D.; Whitehouse, C. E.: Experiments on terminal disinfection of cubicles with formaldehyde. J. Hyg. Camb., *65:* 115–130 (1967).

[23] Eller, N.; Mecke, P.: Beckert, J.: Zur Wirksamkeit der Raumdesinfektion mittels Formalin-Verdampfung. Hyg. Med., *6:* 333–336 (1981).

Zusammenfassung der Diskussionen

Definition von nosokomialen Harnwegsinfektionen

N. N.: Sie haben verschiedene Statistiken über im Krankenhaus erworbene Harnwegsinfektionen gezeigt. Es gibt Schwierigkeiten bei der Definition. Manche Patienten, vor allem ältere Frauen und urologische Patienten, bringen Harnwegsinfektionen mit.

Schaffner, Nashville: Die hier diskutierten Infektionen waren eindeutig im Krankenhaus erworben. Das CDC hat Kriterien festgelegt, mit denen die Krankenhäuser der USA vertraut sind und die bei der Unterscheidung „nosokomial oder nicht" sehr hilfreich sind. Wenn eine Harnwegsinfektion 3 Tage nach der Krankenhausaufnahme auftritt, so ist sie nosokomial. Bei der Aufnahme bereits bestehende Infektionen werden selbstverständlich ausgeschlossen. Diese Definition hat zwei Vorteile: sie ist einfach und über lange Zeiträume konstant. Eine geringe zu vernachlässigende Irrtumsrate ist dabei zu unterstellen und kann bei keiner Definition ausgeschlossen werden.

Belohradsky, München: Sie haben eine sehr hohe Fallzahl mit Candida-Infektionen des Harntraktes gezeigt. Wie sicher sind Sie in jedem Fall, daß es sich nicht um eine Sepsis mit Candidurie handelt oder umgekehrt?

Schaffner, Nashville: Bei den genannten Fällen trat die Candida-Harnwegsinfektion vor der Sepsis auf. Die anderen Fälle habe ich ausgeschlossen.

Handhabung von Blasendauerkathetern

Krasemann, Wuppertal: In Deutschland wird zunehmend die suprapubische Katheterisierung auch für relativ lange Zeit favorisiert. Ist das vernünftig oder hilft das auch nicht immer?

Schaffner, Nashville: In den USA wird die suprapubische Katheterisierung selten eingesetzt. Vor 10 oder 15 Jahren wurde sie versuchsweise mit großlumigen Kathetern durchgeführt und war mit Komplikationen verbunden. Es soll jetzt bessere Katheter geben, die wir aber noch nicht eingesetzt haben, und es gibt noch keine zuverlässige prospektive Studie. Wesentlich ist, daß man sich auf die eigene Erfahrung verläßt, und die steht überall erst am Anfang. Die Wirksamkeit der suprapubischen Katheterisierung kann nur bei einem randomisierten Vergleich mit dem Standardverfahren bewiesen werden.

Marget, München: Wie oft wechseln Sie normalerweise den Dauerkatheter? Wie behandeln Sie vollständig resistente Bakterien?

Schaffner, Nashville: Der Katheter wird nur gewechselt, wenn er verstopft ist, nicht regelmäßig nach einem bestimmten Schema. Der regelmäßige Katheterwechsel reduziert die Infektionsraten nicht.

Zu den resistenten Bakterien: Zunächst versuchen wir, den Patienten von den anderen zu trennen, die ebenfalls Blasenkatheter haben. Wenn man einen katheterisierten Patienten mit einer Harnwegsinfektion – verursacht durch einen resistenten Erreger – z. B. auf einer Intensivstation bei anderen katheterisierten Patienten beläßt, so führt das mit Sicherheit zu Kreuzinfektionen.

Außerdem erziehen wir die Ärzte und Schwestern der Intensivstation konsequent zu sorgfältigster Händereinigung vor und nach jedem Patientenkontakt. Das gilt auch für die, die nachts Dienst tun. Desweiteren achten wir darauf, den Katheter zum frühest möglichen Zeitpunkt zu ziehen und den Patienten zu entlassen.

Nyström, Huddinge: Harnwegsinfektionen sind ein großes Problem in Pflegeheimen und Krankenhäusern für Chronischkranke. Die Erfahrungen meines Landes mit diesem Problem sind vielleicht interessant. In den letzten Jahren überzog eine beinahe „religiöse“ Bewegung der katheterfreien Pflege diese Institutionen. Das ist zwar nicht immer möglich, aber Inkontinenz ist kein Grund mehr für einen Blasenverweilkatheter. Es sind nützliche Pflegematerialen für inkontinente Patienten entwickelt worden, und die Bedeutung des Blasentrainings wird überall herausgestellt.

In meinem Bereich ist dadurch der Kathetergebrauch bei chronisch Kranken von 25 auf 7% reduziert worden, und die Häufigkeit von Harnwegsinfektionen hat von 35 auf 11% abgenommen. Gleichzeitig haben die Pneumonien abgenommen, was Ihre Aussage unterstreicht, daß Harnwegsinfektionen die Quelle weiterer nosokomialer Infektionen sind.

Schaffner, Nashville: Das ist aufregend. Diese „religiöse Bewegung“ hat die USA noch nicht erreicht. Ich würde gerne dazu beitragen. Ist das eine sehr personalintensive Art der Patientenpflege?

Nyström, Huddinge: Untersuchungen haben gezeigt, daß die Arbeitsbelastung weder ab- noch zunimmt. Für das Pflegepersonal der Nachtschicht wird es allerdings schwieriger, und diese beschweren sich zu Recht.

Pneumonie und Aspiration, lokale Antibiotikagabe

Marquort, Flensburg: Was verstehen Sie darunter: die Zahl der Aspirationen vermindern? Welche Maßnahmen ergreifen Sie?

Dixon, Trenton: Das ist die schwierigste Aufgabe überhaupt, vor der wir stehen. Gute Pflegetechniken und die Lagerung des Patienten sind wichtig. Der gefährdete Patient muß so gelagert werden, daß die Sekrete des Mundes nicht aspiriert werden können. Bestimmte Patienten werden daher in einigen Krankenhäusern mit tiefer liegendem Kopf gebettet. Häufiges und sorgfältiges Absaugen ist wichtig. Manche Ärzte glauben außerdem, daß ein Endotrachealtubus oder ein Tracheotomietubus dann eine Aspiration verhindert, wenn er eine Blockierungsmanschette (Cuff) hat, und das stimmt nicht. Die Sekrete sammeln sich über dem Cuff, und wenn dieser entblockt wird, fließen die Sekrete in die Lunge; das unterstreicht, wie wichtig das Reinhalten der oberen Atemwege ist. Es ist sicher unmöglich, die Aspiration vollständig zu verhindern. Ihre Häufigkeit muß gesenkt werden, und es muß dafür gesorgt werden, daß die aspirierte Sekretmenge gering ist, wenn eine Aspiration vorkommt.

Daschner, Freiburg: Ein wichtiger Aspekt ist die Aspiration von Magensaft. Es gibt diverse Hinweise, daß Patienten unter Stressulkusprophylaxe mit Antazida einen höheren pH-Wert des Magensaftes haben, in dem Bakterien natürlich besser wachsen. Wir selber machen z. Z. eine Studie über die Keimzahl im Magensaft von Patienten mit H_2-Rezeptorenblockern. Man findet Candida, gramnegative Keime, Staphylokokken etc. in Keimzahlen zwischen 10^5 bis 10^7 pro ml Magensaft, und es ist in einigen Fällen nachzuweisen, daß die Keime, die in diesem Magensaft mit neutralem pH wachsen, später auch im Trachealbereich isoliert werden können. Ich weiß nicht, wie man das verhindern kann; aber ich glaube, wir müssen die Methode der routinemäßigen H_2-Rezeptorenblockertherapie oder -prophylaxe überdenken. In der Studie des New England Journal of Medicine ist ganz klar herausgekommen, daß Patienten mit höheren Keimzahlen im Magensaft eine höhere Rate an Aspirationspneumonien haben.

Ich möchte außerdem noch auf die Blutkultur hinweisen. Ich habe mit Erstaunen und Befriedigung gesehen, daß in der Denver-Studie bei 100% der Patienten mit Pneumonien Blutkulturen gemacht werden; das wäre für uns in Deutschland ein Paradies, wir machen viel zu wenig Blutkulturen. Ich möchte daher den Hinweis von Dr. Dixon nachdrücklich unterstreichen, daß man bei allen Patienten mit im Krankenhaus erworbener Pneumonie zur Diagnose unbedingt Blutkulturen machen soll. Im Trachealsekret finden sich fast immer 3, 4, bis zu 5 Keime; mit an Sicherheit grenzender Wahrscheinlichkeit ist der Keim, den wir in der Blutkultur isolieren, der virulenteste, der möglicherweise die Pneumonie verursacht hat. 20% aller Patienten mit nosokomialer Pneumonie haben vor Beginn der Antibiotikatherapie positive Blutkulturen.

Marquort, Flensburg: Haben Sie Erfahrung mit der Sanierung des Nasen-Rachenraumes bei beatmeten Patienten, um diese Mikroaspiration weniger gefährdend zu machen?

Dixon, Trenton: Ich selbst habe nicht versucht, die Flora zu ändern oder zu eliminieren und halte auch das letztere für unmöglich. Es hängt einfach von der Wahl des Antibiotikums ab, in welche Richtung sich die Flora entwickelt. Für ein paar Tage kann sie möglicherweise so weit reduziert werden, daß die Bakterienkultur negativ ausfällt. Aber routinemäßig wird das bei uns nicht versucht; es ist eindeutig gezeigt worden, daß die prophylaktische Gabe von systemischen Antibiotika nicht nützlich ist. Die einzige Situation, bei der der Versuch gerechtfertigt erscheint, die Flora der oberen Luftwege zu verändern, ist dann gegeben, wenn in der Intensivstation eine Epidemie mit einem resistenten Erreger auftritt, der mit einer topisch anwendbaren Substanz, z. B. als Aerosol, bekämpft werden kann. Zur Unterbrechung dieser Epidemie ist eine kurzfristige topische oder Aerosoltherapie gerechtfertigt. Ein routinemäßiger Einsatz einer derartigen Therapie führt innerhalb der Station zu einem hohen Selektionsdruck für virulentere und resistentere Erreger, so daß diese Strategie sich selbst widerlegt.

Hartenauer, Münster: Gibt es in den USA Zentren, die routinemäßig bei intubierten, beatmungspflichtigen Patienten eine intratracheale Instillation von topischen und nicht systemischen Antibiotika oder Vergleichbares, wie eine Aerosoltherapie durchführen? Oder ist das die generelle Linie in traumatologischen Zentren?

Dixon, Trenton: Nach meiner Kenntnis wird das nicht routinemäßig durchgeführt, obwohl es möglicherweise einige Institutionen tun, die ich nicht überblicke. Diese Therapieform wird nur kurzfristig zur Unterbrechung einer Epidemie in den USA eingesetzt.

N. N.: In Deutschland führen einige Universitäten eine derartige Therapie häufig und regelmäßig durch und berichten über gute Erfahrungen, während andere Gruppen sie ablehnen. Die Situation ist also sehr kontrovers.

Pneumonie und Narkoseverfahren

N. N.: Ist die Häufigkeit von postoperativen Pneumonien unterschiedlich in Abhängigkeit vom Narkoseverfahren, wie z. B. Regionalanästhesie oder Intubationsnarkose im Bereich der orthopädisch-traumatologischen Eingriffe?

Dixon, Trenton: Ich kenne keine speziellen Daten, glaube aber, daß die Regionalanästhesie zu bevorzugen ist. Es gibt dafür physiologische Gründe, die generelle Anästhesie hat einen immunsuppressiven Effekt. Bei unfallchirurgischen und orthopädischen Eingriffen hängt das Pneumonierisiko vermutlich vor allem von der Schwere der Verletzung und der Lokalisation ab, wie z. B. Thoraxtrauma. (Ich habe hierzu allerdings keine spezifischen Daten.)

Wundinfektionen und Drainage

Härle, Münster: Zur Drainage möchte ich sagen, daß das Problem differenzierter zu sehen ist. Zuerst müßte man klären, welche Drainage-Systeme eingesetzt werden und bei welchen Operationsverfahren. Für die sauberen Wunden dürfte es unbestritten sein, daß eine adäquate Drainage zumindest die Komplikationsrate erheblich senkt. Hier haben wir – in unserer Klinik und in Ulm – gefunden, daß ⅔ aller postoperativen Komplikationen bei orthopädisch-traumatologischen Operationen Drainage-relevant sind. Eine hohe Zahl – bei uns rund 40% – der postoperativen Hämatome enden schließlich in Infektionen. Gelingt es, eine effiziente Hämatomprophylaxe durchzuführen, dann haben Sie einen großen, wenn nicht fast den größten Teil der Infektionsprophylaxe betrieben.

Germann, Frankfurt: Ich will Ihnen da auch nicht widersprechen, ich habe das auf die Mamma-Augmentation und -reduktion bezogen, die bei uns in der plastischen Einheit jetzt im Vordergrund stehen. Sie dürfen nicht vergessen, daß in der Traumatologie eine sehr große Anzahl Operationen an den unteren Extremitäten mit Blutsperre durchgeführt werden; diese haben erhebliche Mehrblutung, wenn die Blutsperre aufgehoben und die Haut zugenäht wird. In den traumatologischen Einheiten legen wir auch Drainagen. Bei jeder Mammareduktion legen wir Saugdrainagen ein, weil dieses Wundgebiet auch zu Hämatomen neigt. Bei Leistenhernien verzichten wir darauf. In bezug auf orthopädische Operationen stimme ich Ihnen zu.

Krankenhaushygienische Untersuchungen im OP

Nicolai-Scholten, Hannover: Sie erwähnten nur ganz kurz regelmäßige bakteriologische Kontrollen, wie werden diese bei Ihnen in der Klinik durchgeführt?

Germann, Frankfurt: Wir machen Abklatschversuche an OP-Instrumenten, im Sterilisator, an den Wänden, der Schleuse, den Narkosegeräten. Wenn eine Infektionskette auftaucht, sollte eine Kontrolle des OP-Personals dazugehören. Aber wir stehen damit noch am Anfang. Man konnte klar zeigen, daß chronische Bakterienträger unter dem OP-Personal, auch unter den Ärzten, ein erhebliches Risiko darstellen. In Kanada wurde ein Chirurg entlassen, weil er nicht bereit war, seine Nasennebenhöhlenentzündung zu sanieren.

Nicolai-Scholten, Hannover: Wir als Bakteriologen oder Kliniker lehnen bei uns diese regelmäßigen ungezielten Untersuchungen ab, weil wir darin keinen Sinn sehen. Wir halten vorwiegend eine auf den Patienten bezogene Diagnostik für vernünftig, und wenn sich tatsächlich Infektionen mit einem bestimmten Erreger häufen, sind u. U. weitergehende Untersuchungen erforderlich. Regelmäßige ungezielte Untersuchungen lehnen wir ab, weil sie eine falsche Sicherheit vortäuschen können.

Germann, Frankfurt: Das ist richtig. Erstens kann man die Frequenz sicher strecken. Zweitens muß man irgendwann beginnen, eine Maßnahme auf ihren Wert zu überprüfen. Wir hatten zunächst keine Vorstellung, welchen Wert die Kontrolle überhaupt hat; wenn wir nach 2 Jahren zu dem Ergebnis kommen, daß sie uns überhaupt nichts bringt, müssen wir sie streichen. Aber da nur wenig Systeme wirklich überprüft sind – es wird viel behauptet, und es ist letztlich wenig bewiesen –, muß man irgendwann beginnen, den Wert einer Untersuchung im klinischen Routinebetrieb überhaupt zu erfassen.

Daschner, Freiburg: Das ist einer der wenigen Punkte, wo ich Ihnen gerne widersprechen würde. Eine der Maßnahmen, die man im Operationssaal oder in Kliniken überhaupt nicht machen sollte, sind routinemäßige ungezielte Umgebungsuntersuchungen. Das ist überprüft, und die CDC haben schon vor 10 Jahren in ihre Empfehlungen aufgenommen, daß man im Operationssaal keine routinemäßigen Untersuchungen mehr machen sollte. Also wenn Sie das Jahr, in dem Sie das noch machen wollen, streichen, und das Geld in eine Infektionskontrollschwester investieren, dann ist das eine sehr gute Maßnahme. Auf dem Fußboden, auf den Wänden die Keime nachzuweisen, trägt zwar zum Einkommen bestimmter Mikrobiologen bei, hat aber keinerlei Effekt auf die postoperative Wundinfektionsrate.

Händedesinfektion

Daschner, Freiburg: Sie führen eine 10minütige Händedesinfektion durch?

Germann, Frankfurt: Ja, weil wir sowohl wasserlösliche als auch alkohollösliche Mittel verwenden können.

Daschner, Freiburg: Aber 5 Minuten wären ausreichend. Die Deutsche Gesellschaft für Hygiene und Mikrobiologie sieht schon seit 10 Jahren vor, daß zweimal 2,5 Minuten mit Alkohol zur Händedesinfektion ausreichen.

Germann, Frankfurt: Das mag schon sein; aber sie werden kaum chirurgische Kliniken finden, in denen man auf zweimal 5 Minuten verzichtet. Im Gegenteil, es gibt viele traumatologische Abteilungen, in denen man noch eisern an 12 Minuten festhält.

Flüssigkeitsdichte Schutzkleidung

Daschner, Freiburg: Zu Ihrer Forderung nach flüssigkeitsdichten Kitteln an Brust, Bauch und Armen möchte ich nach dem Nutzen fragen. Es besteht sicher kein Zweifel, daß derartige Kittel für die Chirurgen sehr angenehm sind, wie man mir sagte. Die Kittel werden flüssigkeitsundurchlässig gewünscht, weil die Chirurgen furchtbare Angst haben, daß die Keime auf die Oberfläche des Kittels kommen und den Patienten gefährden. Es ist auch theoretisch vorstellbar, daß die Keimpenetration in diesen flüssigkeitsundurchlässigen Kitteln geringer ist, aber ich finde keine Studie, die eine Senkung der postoperativen Wundinfektionsrate durch diese Kittel nachgewiesen hätte.

Germann, Frankfurt: Ich kenne auch keine Studie, die den Nutzen schlüssig beweisen konnte. Es gibt Untersuchungen, z. B. von Beck, die in diese Richtung weisen. Wir sind jetzt auch dazu übergegangen, diese Ärmel anzuziehen; deshalb habe ich diese Anregung aufgenommen, um das wirklich nachzuprüfen. Bei den vielen Variablen, die die Wundinfektion beeinflussen, gibt es keine ganz schlüssige Studie. Aber es gibt auch wirklich keine sauber angelegte Studie, und vielleicht ist diese Diskussion ein Anreiz dazu.

Reduktion der katheterbedingten Sepsis

Krasemann, Wuppertal: Was kann man konkret tun, um die Sepsisgefahr durch die Eintrittspforten Haut und Gefäße zu reduzieren?

Shah, Frankfurt: Die Antwort ist recht einfach: so wenig wie möglich Katheter oder kurze Braunülen anwenden. Katheter nie bei Patienten aus Bequemlichkeitsgründen anwenden, um die Therapie zu vereinfachen.

Definition und Diagnostik der Sepsis

Marget, München: 1. Bezeichnen Sie die von Ihnen vorgetragenen Fälle richtig als erwiesene Sepsis und nicht als Bakteriämie?

2. Wenn ein Patient eine Sepsis hat, dann liegt es doch nahe, daß bei der Sepsis Kolonisierung von Venenkathetern vorkommen?

Shah, Frankfurt: Zu Ihrer ersten Frage: Die Definition einer Septikämie war, daß mehr als 2 Paar positive Blutkulturen vorlagen, daß klinische Zeichen einer Septikämie bestanden. Wir haben über 200 Patienten aus der Auswertung herausgenommen, weil entweder nur ein Paar positive Blutkulturen vorlagen, oder klinisch keinerlei Zeichen einer Septikämie vorlagen; ich bin der Meinung, daß bei allen diesen Patienten Septikämien vorlagen, nicht nur Bakteriämien. Die Inzidenz von Bakteriämien liegt bei Staphylococcus epidermidis bei uns bei fast 96%, was dem internationalen Vergleich auch standhält. Bei Staph. aureus waren es immerhin 30%.

Zur zweiten Frage: Es ist immer schwierig, die Frage der Eintrittspforte zu beantworten. Wir isolieren aus irgendeiner Wunde irgendeinen Keim, den wir eventuell woanders auch haben. Man geht z. B. bei der Blutkultur immer davon aus, daß die Eintrittspforte die Wunde sein könnte. Sie können den Erreger vermutlich auch im Stuhl nachweisen, es wird aber niemand davon ausgehen, daß die Eintrittspforte der Magen-Darmtrakt war. Wir haben bei diesen Patienten mit den Staphylokokken-Septikämien Typisierungen durchführen lassen und konnten zeigen, daß zumindest der Staphylokokkenstamm, der entweder von der Eintrittspforte oder aus dem Venenkatheter isoliert wurde, mit dem aus der Blutkultur identisch war. Ich glaube doch, daß es sich mit hoher Wahrscheinlichkeit um die Eintrittspforte Venenkatheter handelt.

Holzer, München: Gilt die Definition, daß mindestens 2 positive Kulturpaare vorliegen mußten, auch für die Anfangszahlen, die Sie im Vergleich zwischen Ihrer Klinik und den kommunalen Krankenhäusern gebracht haben?

Shah, Frankfurt: Die Zahlen für unsere Klinik umfassen ausschließlich mindestens 2fach positive Blutkulturen. Für die kommunalen Häuser kann ich die Frage nicht beantworten, weil nicht in allen Fällen 2 Paar Blutkulturen abgenommen worden sind: Das ist eine Analyse, die wir mit Prof. Knothe durchgeführt haben. Wir gingen dabei davon aus, daß die Isolate aus Blutkulturen, die normalerweise als fakultativ pathogen angesehen und bei Septikämien häufiger isoliert werden, als Erreger anzusehen sind. Bei dieser Analyse aus kommunalen Krankenhäusern haben wir nur die Erreger herausgenommen, bei denen aus der Literatur bekannt ist, daß sie zu 96% oder über 99% als Kontaminanten vorkommen.

Holzer, München: Wie viele Blutkulturpaare machen Sie in welchen Abständen? Sie wissen z. B., daß Mandell mindestens 5 solche Paare verlangt.

Shah, Frankfurt: Man kann wohl sagen, mindestens 2 Paar sollten abgenommen werden; 3 Paar sind besser und mehr als 3 Paar führen zu unwesentlich höheren Zahlen, mit Ausnahme von Endokarditiden, vor allem, wenn die Patienten vorbehandelt sind. Unsere Empfehlung ist, daß bei jedem Patienten, der eine parenterale Antibiotikatherapie benötigt, Blutkulturen abgenommen werden müssen; erwünscht ist auch, daß bei allen Patienten, bei denen überhaupt eine antimikrobielle Therapie erwogen wird, mindestens 2 Paar Blutkulturen abgenommen werden. Deswegen haben wir auch die hohe Anzahl von Blutkulturen pro 1000 Aufnahmen.

Schürmann, Kassel: Ich habe eine praktische Frage. Sie beklagten das chronische Informationsdefizit des Mikrobiologen über wichtige Hintergrunddaten, und nun legen Sie aber ganz detaillierte Erhebungen vor, die Sie zu Septikämien und den gefundenen Erregern in Relation setzen. Wie kommen Sie an diese Daten?

Shah, Frankfurt: Herr Stille hatte in den 70er Jahren angefangen, Septikämien zu untersuchen; es besteht also ein gewisses Interesse in der Arbeitsgruppe, und wir halten es seit Jahren so, daß jeder Patient mit positiven Blutkulturen von einem von uns angesehen wird und zusätzliche Daten beigebracht werden. Außerdem sind zumindest in der inneren Medizin die Ärzte so gut erzogen, daß sie diese Daten auf den Zetteln angeben. Ich glaube, das ist nur dann zu erreichen, wenn ein ständiger Dialog zwischen den Mikrobiologen und den Klinikern stattfindet. Die Kliniker müssen angehalten werden, diese Daten zu liefern. Sonst kann man keine vernünftige Diagnostik im Labor betreiben.

Anaerobier–Sepsis

Sietzen, Ludwigsburg: Welche Rolle spielen nach Ihrer Auffassung die Anaerobier bei den internistischen Septikämien?

Shah, Frankfurt: Bei unseren Daten kann ich sagen, daß sie sehr selten vorkommen; es werden bei uns seit Jahren aerobe und anaerobe Kulturen angelegt, die Inzidenz ist weniger als 2%.

Langmaack, Berlin: In der Studie in Freiburg, in der wir solche Auswertungen auch in einer inneren Klinik gemacht haben, war der Anteil der Anaerobier unter 1%.

Krasemann, Wuppertal: Es könnte sein, daß da noch technologische Lücken sind und daß bei besserer Technik vielleicht höhere Zahlen gefunden würden.

Schleimbildung von Bakterien und Kathetermaterial

Debbert, Berlin: Man verwendet die von Ihnen genannten Katheter nicht mehr. Wissen Sie, wie sich die schleimbildenden Bakterien bei Polyäthylen- oder bei Teflonkathetern verhalten?

Langmaack, Berlin: Soweit ich informiert bin, ist eine Ansiedlung auch dort möglich; zumindest Escherichia coli besiedelt auch Teflonkatheter.

Debbert, Berlin: Aber es müßte nach den klinischen Ergebnissen bedeutend weniger sein, denn wir haben, seitdem wir PVC-Katheter seit einigen Jahren nicht mehr verwenden, deutlich weniger Komplikationen. Sie haben außerdem die Arbeit von Sattler gezeigt: Man hat den Eindruck, als würde durch den Venenkatheter die Krankenhausdauer verlängert. Ich will aber doch hoffen, daß jeder Intensivmediziner nur dann einen Venenkatheter schiebt, wenn er ein bestimmtes Krankheitsbild therapiert und daß, sobald die Symptome dieses Krankheitsbildes verschwinden, der Katheter gezogen wird; d. h., der Katheter ist ein Hilfsmittel zur Therapie, aber nicht die Ursache einer verlängerten Krankenhausinfektion.

Langmaack, Berlin: Das ist richtig, wobei Staphylococcus epidermidis-Infektionen eine Spätkomplikation sind. Die Inkubationszeit, bis die Infektion entsteht ist eben länger, und das ist auch wahrscheinlich nicht zu verhindern.

Hartenauer, Münster: Wir haben inzwischen eigene Untersuchungen mit unterschiedlichen Kathetermaterialien gemacht. Beim Staphylococcus albus scheint es so zu sein, daß die Ansiedlung vom Material unabhängig ist; sowohl an PVC – als auch an silikonisierten PVC-Kathetern und an Polyurethankathetern – das sind z. Z. die am häufigsten verwendeten Materialien – ist dieses Modell zumindest in vitro reproduzierbar. Wir haben auch Versuche mit Kathetern mit Gold- und Silberbedampfung gemacht; abgesehen davon, daß das meist nicht lange haftet, scheint die oligodynamische Wirkung der Metalle nicht auszureichen, um auch bei langer In-vitro-Inkubation die Anheftung von Keimen zu verhindern.

Zur Frage katheterinduzierter Infektionen: Der Katheter ist häufig nur Erfolgsort einer Streuinfektion von einer anderen Stelle des Körpers; solange die ursprüngliche Infektion nicht beherrscht ist und eine Indikation für den Katheter aus anderen, hämodynamischen oder sonstigen Gründen besteht, wird man das Problem sicher nicht lösen. Einen generellen Hinweis kann ich geben – je früher man sich bemüht, die Indikation für das Belassen des Katheters zu überdenken – und zwar täglich zweimal bei den Visiten – und je häufiger man tatsächlich die Katheter wechselt, wobei man nie generelle Angaben machen kann, desto seltener wird man Patienten mit katheterinduzierter Infektion haben. Wir haben bei klinischen Untersuchungen die Erfahrung gemacht, daß wir bei einer durchschnittlichen Verweildauer von 5 und 6 Tagen bei zentralvenösen Kathetern kaum noch Infektionen finden.

Differenzierung der Staphylokokken

Sietzen, Ludwigsburg: Staph. epidermidis ist ein mikrobiologischer Sammeltopf, und ich meine, bevor man einen Stamm als Koagulase-negativ klassifiziert, sollte man andere Exoenzyme überprüft haben, z. B. die DNase. Ich würde also dazu tendieren, wenn ein Stamm DNase-positiv und Koagulase-negativ ist – was es gelegentlich gibt –, diesen durchaus als einen Staph. aureus zu klassifizieren. In Staph. epidermidis sind auch die Mikrokokken und alles mögliche enthalten. Man kann da in den Subkulturen die eine oder andere Überraschung erleben, daß da ein Staph. epidermidis doch keiner war, sondern ein Staph. aureus. Welche Vorschläge haben Sie in diesem Zusammenhang, um die Nomenklatur zu vereinheitlichen, bevor man einer ganzen Keimgruppe Pathogenität unterstellt? Schleim allein macht noch nicht krank. Welche Spezies, welche anderen Pathogenitätskriterien soll man da berücksichtigen?

Meine zweite Frage: Welche Wertigkeit messen Sie einem Staph. epidermidis bei, wenn der Chirurg bei einem serösen Gebilde einen Abstrich schickt? Würden Sie da einen kausalen Zusammenhang sehen? Ähnliches gilt natürlich auch für die vielen blanden Katheterbefunde mit Staph. epidermidis, die dem Kliniker gleichgültig sind, weil der Patient gesund ist.

Langmaack, Berlin: Zur ersten Frage der Diagnostik der Staphylokokken kann ich Ihnen kein Rezept geben. Wir versuchen, die Mikrokokken auszuschalten, um wenigstens die Gruppe der Staphylokokken zu homogenisieren.

Zur zweiten Frage der Wertigkeit der Befunde: Das ist ein Problem; wir versuchen eine wiederholte Isolierung und bitten um nochmalige Einsendung. Wenn sich die Isolierung nicht bestätigen läßt, bin ich eher geneigt, die Frage der Pathogenität zu verneinen.

Diagnostik von Mykobakterien

Otten, Wuppertal: Zur Schwierigkeit der Mykobakterien-Diagnose: Sie benutzen das Wort Tuberkulose; soll man da besser unter Einschluß der verschiedenen Erreger von Mykobakteriosen sprechen?

von Graevenitz, Zürich: Da das Spektrum der Krankheiten etwas anders ist, würde ich das auch so sehen. Bei den Mykobakteriosen etwa entspricht das Krankheitsbild nicht dem von M. tuberculosis. Die Pathologen sind aber immer noch der Meinung, daß man sie doch in einen Topf werfen sollte, weil die histologische Diagnose hier sehr nahe beieinander liegt, gemeint ist die Granulombildung. Ich bin selbst nicht dieser Meinung und stimme Ihnen durchaus zu.

Bedeutung seltener Erreger und ihre Diagnostik

Werner, Tübingen: Was müssen wir denn von der Dunkelziffer denken? Sind die von Ihnen berichteten Fortschritte Neuerkenntnisse oder sind das nur neu erkannte Keime, die man doch schon vorher gefunden hat? Bei Corynebakterien machten Sie solche Andeutungen. Und abschließend die Frage: Bleibt nicht für den Kliniker immer noch der Rat, daß er auf jeden Fall die nosokomialen Infektionen rein nosologisch erfassen muß, auch wenn sie zunächst ätiologisch dunkel bleiben?

von Graevenitz, Zürich: Um auf das letzte einzugehen, bei der Infektionserfassung geht man ja ohnehin nicht ausschließlich von dem mikrobiologischen Bericht aus, sondern man führt die Erfassung nach klinischen Daten durch und benutzt die mikrobiologischen Berichte mit, sofern Kulturen angelegt und/oder bewachsen waren. Wenn, wie Herr Germann vorhin gezeigt hat, eine Wundinfektion vorliegt, bei der die Kultur negativ bleibt, obwohl Eiter sezerniert wird, dann ist das selbstverständlich eine Infektion.

Die Frage nach der Dunkelziffer stelle ich mir auch immer wieder, z. B. angesichts von Eikenella: Wir isolieren jede Woche eine, ich weiß nicht, warum ich das vorher nicht getan habe. Habe ich da nicht richtig hingeschaut, oder hat es sie nicht gegeben? Es ist ja kaum möglich, daß sie sich plötzlich aus irgend etwas herausentwickelt hat und wenn man in die Literatur zurückgeht, findet man immer ein paar Fälle, in denen Bakterien unter einem anderen Namen beschrieben wurden. Bacteroides corrodens war ja früher ein Sammelname für das, was jetzt als Bacteroides ureolyticus und Eikenella corrodens gilt. Warum gibt es jetzt das Corynebacterium JK? Intensivstationen gibt es lange genug und antibiotische Behandlung auch. Das Corynebacterium JK ist seit 5 Jahren beschrieben, früher hat es das sicher auch gegeben; wir haben dann gesagt Kontaminante und sind dem nicht nachgegangen, oder es wird jetzt stark vermehrt selektioniert. Ich bin da auch ratlos.

N. N.: Kann man wirklich sagen, daß Legionellen auch in anderen Organen als in der Lunge Erkrankungen machen? Man hat zwar bei Obduktionen auch in anderen Organen Legionellen gefunden, aber man konnte doch keine sicheren Folgen dieses Befundes an den entsprechenden Organen feststellen, die man eindeutig auf diese Erreger hätte zurückführen können. Haben Sie da neuere Daten?

von Graevenitz, Zürich: Nein; mir sind folgende Einzelfälle erinnerlich: Eine Pyelonephritis; ich weiß aber nicht, ob das bei der Obduktion bestätigt worden ist. Aus dem Urin hat man nur Legionella kultiviert und es waren die Symptome einer Pyelonephritis vorhanden; ich glaube, das muß man schon als signifikant erachten. Ich weiß auch von einem arteriovenösen Shunt bei einer Hämodialyse, bei dem Legionellen vorlagen, und es gibt Legionellen auch in einem Fall als infizierendes Agens einer Phlebitis bei Katheter. Ob in den Fällen histologisch etwas gefunden wurde, kann ich nicht sagen. Für den Arzt entsteht das Problem, ob er in solchen Fällen, wo er nichts findet, auch noch bei extrapulmonalen Prozessen nach Legionellen suchen soll. Ich würde nein sagen, es ist wahrscheinlich nicht kosteneffektiv.

Henneberg, Berlin: Dem Intensivmediziner schwinden die Sinne, wenn er diese Befunde hört. Nun waren das ja nicht nur Patienten, die eine Immunsuppression hatten, sondern zum Teil handelt es sich um fließende Übergänge. Müssen wir bei Patienten, die wir mehrere Tage mit irgendwelchen postoperativen oder anderen Erkrankungen therapieren, mit all diesen Erregern rechnen? Müssen wir mit den Mikrobiologen weiter forschen, wann ist der fließende Übergang von einem normalen frisch Operierten zu einem Immunabwehr-geschwächten Patienten anzunehmen: Was tun wir eigentlich auf unseren Stationen, oder was müssen wir vielmehr tun, um alles dies zu erfassen?

von Graevenitz, Zürich: Einesteils liegt es am Mikrobiologen, ob er Ihnen die entsprechenden Keime auch herausholt. Sie schicken z. B. einen Katheter ein, und wir kultivieren Corynebacterium JK; das brauchen Sie uns nicht besonders zu sagen, das sollten wir differenzieren können. Etwas anderes ist es eben bei solchen Keimen, bei denen ein spezielles Vorgehen notwendig ist, wie Legionellen, Nocardien oder Mykobakterien, bei denen Sie uns den Hinweis geben müssen. Da wird es schwierig – das gebe ich zu –, weil da immer wieder neue Erreger kommen. Da ist es dann wichtig, daß der Mikrobiologe dem Kliniker in irgendeiner Form, z. B. durch Zirkulare, klarmacht: es gibt jetzt diese Bakterien, und vielleicht wollen Sie danach vermehrt daran denken. Ich habe versucht, bei Nocardien klarzumachen, daß es sie doch häufiger gibt als man glaubt. Wir hatten ein ganz einfaches Mittel, wir haben auf unseren Anforderungszetteln die Nocardia separat aufgeführt, so daß der Arzt immerhin daran denken könnte, wenn er dieses Spektrum sieht; dann kreuzt er das an und wir schauen das nach. Auf diese Weise haben wir ein paar Nocardien mehr entdeckt, die wir sonst übersehen hätten. Auch Legionellen führen wir als separate Anforderung auf. Ich wüßte nichts anderes, wenn man keinen täglichen Umgang mit einem Intensivmediziner hat.

Shah, Frankfurt: Wir haben die Erfahrung gemacht, daß, wenn auf dem Zettel alle möglichen Keime vorgegeben sind, manche Kliniker von oben bis unten alles anstreichen ohne zu überlegen.

von Graevenitz, Zürich: Das ist richtig, wir haben auch solche Ärzte; aber die sind doch nicht so häufig, wie ich gedacht hatte. Nun wird man, wenn die Proben nicht die richtigen sind, zurückrufen und sagen, das hat keinen großen Wert.

Knothe, Frankfurt: Haben Sie Hinweise, daß Streptococcus faecium bei immunsupprimierten Patienten häufiger vorkommt, z. B. als Septikämie-Erreger? Es gibt darüber so wenig im Schrifttum. Diese Spezies ist ja so sehr therapieresistent.

von Graevenitz, Zürich: Nein, wir differenzieren die Enterokokken nicht, und ich habe selbst keine Hinweise darauf, daß Enterokokken-Septikämien insgesamt bei immunsupprimierten Patienten häufiger sind.

Ich habe einmal eine Zusammenstellung von Enterokokken aus Blutkulturen gemacht, da stellte sich etwas heraus, was auch andere gesagt haben: Relativ häufig sind diese Erreger ohne klinische Relevanz.

Selektion von resistenten Bakterien durch Antibiotika, Darmflorastudien

Krasemann, Wuppertal: Bei den Darmflorastudien bin ich eigentlich immer sehr skeptisch: In aller Regel werden ja nur wenige Indikatorkeime untersucht und häufig dann noch zusammengefaßt zu Enterobacteriaceae- oder Bacteroides-Arten. Es gibt andererseits enorme Unterschiede in der Empfindlichkeit zwischen den einzelnen Spezies.

Wiedemann, Bonn: Wenn es sich darum handelt, resistente Stämme zu sehen und zu prüfen, ob eine Substanz resistente Stämme selektiert, dann reicht es aus, auf antibiotikahaltigen Platten nachzusehen, ob es resistente Enterobacteriaceae gibt. Und da gibt es wieder Unterschiede bei der Anwendung verschiedener Substanzen. Was man nicht machen sollte: Man nimmt Röhrchen, inokuliert diese mit Bakterien und stellt fest, nach wieviel Schritten werden resistente Stämme selektiert – bei der einen Substanz nach 12, bei der nächsten nach 27 oder 4 Überimpfungsschritten – und schließt dann: Diese Substanz selektiert leichter als jene.

Krasemann, Wuppertal: Ich stimme Ihnen im Hinblick auf die Selektion resistenter Keime zu, nur bin ich immer sehr skeptisch bei Keimzahlbestimmungen, die dann in die großen Sammeltöpfe kommen – z. B. Abfall der Enterobacteriaceae in den Faeces, Wiederanstieg von 10^3 auf 10^5 oder so ähnlich –, wenn nicht exakter differenziert und zusätzlich das Resistenzverhalten geprüft wird. In der Literatur finden sich viele derartige Untersuchungen.

Wiedemann, Bonn: Ja, ich stimme Ihnen da vollkommen zu, und ich glaube auch, daß es im Zusammenhang mit der Selektion durch Antibiotika wichtig ist, die anaeroben Keime zu untersuchen, auch wenn sie uns bei dieser Fragestellung primär nicht interessieren; wenn sie aber reduziert werden, reißen sie eine ökologische Nische auf, die mit anderen Mikroorganismen besiedelt wird, und das ist ein wichtiges Faktum. Die Ökologie des Darmes ist besonders komplex; ich bewundere jeden, der das heute noch tut, insbesondere wenn man bedenkt, wieviele exotische Mikroorganismen man eigentlich untersuchen sollte. Man rechnet mit 60 verschiedenen Spezies, die man bequem in der Darmflora des Menschen findet. Wir haben zeitweise zusammen mit Herrn Knothe auch die Serotypen von Escherichia coli analysiert und damit allerdings auch gute Antworten bekommen. So komplex können wir die Daten gar nicht untersuchen; wir müssen also immer die Fragestellung eingrenzen, unsere Methode darauf einrichten und nur die zulässigen Schlußfolgerungen daraus ziehen.

Werner, Tübingen: Zur Frage der Kolonisationsresistenz, die zunächst einmal eine experimentell kaum belegte Hypothese war, hat sich bei unseren klinischen Kollegen vor allen Dingen die Vorstellung durchgesetzt, daß man bei agranulozytotischen Patienten, z. B. Zytostatika-behandelten Leukämiepatienten, die Anaerobierflora als Infektionsschutz erhalten sollte und selektiv die fakultativen Anaerobier und Aerobier, also die Enterobacteriaceae und die Pseudomonas-Gruppe eliminieren bzw. deren Keimzahl senken sollte. Diese Theorie hat mich zu folgender Überlegung veranlaßt: Wenn Anaerobier kulturell im Darminhalt mit Keimzahlen von 10^{10} oder 10^{11} nachweisbar sind, dann müßten sie mindestens 100mal mehr Haftpunkte am Intestinalepithel haben, wie die Keimzahlen 10^{10} für Anaerobier und 10^{8} für Escherichia coli nahelegen; da sich E. coli-Zellen 3mal pro Stunde teilen und damit vermehren können und die schnelleren endogenen Anaerobier höchstens einmal, müßten die Anaerobierhaftpunkte mindestens sogar 300mal zahlreicher sein. Daraus resultiert folgende Frage: Wenn man die Anaerobier aus dem menschlichen Darm dekontaminiert, müßten dann nicht die E. coli-Keimzahlen bei fehlender ökologischer Konkurrenz an den Haftpunkten des Darmepithels auf 10^{10} oder mehr ansteigen? Müßte nicht auch ein von normaler Darmflora befreiter Patientendarm, wenn er nur noch resistente Gramnegative enthält, 10^{10} Enterobacter enthalten? Wir können ja aus der Frage aussteigen und sagen, ein Patient, der so viele Enterobacter im Darm hat, ist schon tot.

Wiedemann, Bonn: Sie stellen eine Frage, die ich nicht beantworten kann. Neben den Haftpunkten an den Schleimhäuten ist natürlich auch noch das Lumen zu berücksichtigen. Wir untersuchen ja das Lumen und nicht, wieviele Bakterien tatsächlich haften. Sie wissen auch, wie das mit den Haftungen ist, und das Ökosystem als solches besteht eben nicht nur an der Darmwand, sondern auch aus dem Lumen. Voraussetzung für eine Besiedlung ist – das wissen wir – immer ein gewisses Haften an der Darmwand, sonst könnten die Bakterien nicht nachproduziert werden. Aber die Hauptproduktion findet offensichtlich im Lumen, oder zum großen Teil im Lumen statt; aber eindeutig beantworten läßt sich diese Frage sicher nicht.

Marget, München: Wenn ich Sie richtig verstanden habe, würden Sie im Prinzip dagegen sein, gallengängige Antibiotika einzusetzen?

Wiedemann, Bonn: Nein, ich bin im Prinzip nicht dagegen. Ich bin nur der Meinung, man sollte sich, bevor man sich Probleme auflädt, diese Fragestellung sorgfältig überlegen und sie dort einsetzen, wo man diese Pharmakokinetik braucht und nicht oder nur vermindert verwenden – z. B. in Intensivstationen –, wo man mit der Gefahr rechnen muß, daß resistente Darmstämme selektiert werden.

Fußbodenreinigung auf Stationen und im OP

N. N.: Wenn bei der Fußbodenreinigung kein Desinfektionsmittel in das Wasser gegeben wird, wechseln Sie dann das Wasser bei jedem Zimmer?

Daschner, Freiburg: Bei den großen Zimmern ja, auf den Allgemeinstationen bei 2–3 Zimmern; aber wir arbeiten nach dem Zwei-Eimer-System, aus einem Eimer wird das saubere Wasser herausgenommen und das Schmutzige Wasser in den anderen Eimer hineingetan. Wir sind allerdings mehr und mehr auf das Feuchtwischsystem übergegangen: 2mal in der Woche wird mit im Handel erhältlichen vorgefeuchteten Tüchern gewischt, die nach jedem Zimmer weggeworfen werden. Wenn die Böden nicht sehr schmutzig sind, kann man mit diesen Tüchern reinigen, und dann ist natürlich keine Bakterienübertragung möglich.

N. N.: Was halten Sie vom Putzen zwischen den Operationen; das ist doch auch eine umstrittene Maßnahme. Nach welchen Operationen sollte man putzen, z. B. wenn man eine Peritonitis chirurgisch versorgt hat?

Daschner, Freiburg: Wir lassen im Operationssaal zwischen allen Eingriffen den Boden um den Operationstisch herum mit desinfektionsmittelhaltiger Lösung putzen. Nun mag es natürlich sein, daß in Frankfurt die Chirurgen so sauber arbeiten, daß kein Blutstropfen oder kein anderes Tröpfchen auf den Boden kommt und kein Faden herunterfällt. Wenn das der Fall ist, dann könnte ich mir vorstellen, man braucht nicht zu putzen, wenn die Operation bloß 20 oder 30 Minuten dauert. Aber bei uns in Freiburg wird gehobelt und geholzt, also wird jedes Mal geputzt, ob septisch oder aseptisch. Ich weiß von Dr. Nyström, das z. B. in Schweden nach aseptischen Eingriffen nur mit Seife im Operationssaal geputzt wird. Nur nach septischen Eingriffen kommt noch Desinfektionsmittel dazu.

Nosokomiale Mehrfachinfektionen

Holzer, München: Es ist vieles über Erkrankungen an einzelnen Infektionsorten gesagt worden. Zahlreiche Patienten hatten Mehrfachinfektionen. Gibt es Erkenntnisse über Gesetzmäßigkeiten und die Entstehung von mehrfachen Infektionen, und wie kann man sie reduzieren oder verhindern?

Daschner, Freiburg: Auf Intensivstationen haben wir im Durchschnitt 1,8–2,5 Infektionen pro Patient, wenn sie überhaupt eine Infektion erleiden. Es gibt eine Korrelation zwischen im Krankenhaus erworbener Pneumonie, katheterinduzierter Harnwegsinfektion, generalisierter und schwerer Wundinfektion und sekundärer Sepsis. Das ist das einzige, wo ich einen gewissen Zusammenhang kenne. Aber einen gesetzmäßigen Zusammenhang kenne ich nicht.

Venenkatheterpflege

N. N.: Was verstehen Sie unter Venenkatheterpflege?

Daschner, Freiburg: Es gibt eine direkte Korrelation zwischen der Art und Weise, wie ein Venenkatheter gelegt wird und der Häufigkeit der venenkatheterbedingten Sepsis. Wenn irgend jemand „aus der Hüfte einen Venenkatheter schießt“, dann ist es sicher schlechter, als wenn eine ausgebildete Person in Ruhe einen Venenkatheter legt. Hautdesinfektion, Verband etc. sind wichtig. Diese Studien haben u. a. in sehr vielen amerikanischen Kliniken dazu geführt, daß sog. IV-Teams bestehen. Das ist eine Vorstellung, die bei uns völlig abwegig erschiene. Aber die Amerikaner, die sehr kostenbewußt denken, haben gefunden, daß das Anlegen und Pflegen von Venenkathetern und Infusionen durch ein ausgebildetes Team von „IV-Nurses“ zu einer wesentlich geringeren Sepsisrate führt. Sie wollen vielleicht auch noch wissen, wie häufig man den Verband wechseln muß. Es gibt inzwischen Studien, die zeigen, daß man den Verbandwechsel auf maximal 5 Tage ausdehnen kann, wenn man speziell dafür entwickelte durchsichtige Folien benutzt. Dadurch wird die Sepsisrate nicht erhöht.

Problematik des Begriffes „Hygiene“

Otten, Wuppertal: Sie haben viel Psychologie angesprochen, und ich würde sagen, daß das Problem nosokomialer Infektionen durch das Wort „Hygiene“ psychologisch sehr belastet ist. Hygiene und Unhygiene nachzuweisen, wird häufig mit Schmutz in Zusammenhang gebracht. Wir wollen ja letztlich im Grunde darauf hinaus, daß Infektionen verhütet werden. Können wir denn nicht für das ganze Terrain diese Absicht aktiver einbringen? Nennen Sie sich lieber Krankenhaushygieniker oder Infektiologe der Universitätsklinik?

Daschner, Freiburg: Meine Bezeichnung ist Klinikhygieniker. Mir persönlich wäre die Bezeichnung Infektiologe oder etwas vergleichbares viel lieber. Sie haben völlig recht, die Krankenhaushygiene hat viel mit Psychologie zu tun.

Notwendigkeit von Schutzkleidung und Matten

Debbert, Berlin: Die von Ihnen und Frau Langmaack durchgeführten Untersuchungen haben in Berlin auf der Intensivstation zu mancherlei Konsequenzen geführt: die Matten sind verschwunden, wir tragen auf der Station die Haartracht völlig frei, die Hauben und der Mundschutz sind verschwunden, abgesehen von akuten Maßnahmen am Krankenbett. In unmittelbarer Nähe dieser Station ist aber der OP; und im OP machen insbesondere die Orthopäden einen Riesenwirbel, wenn ein einziges Haar herausguckt, z. B. Barthaare aus dem Mundschutz. Wie ist dieser Zwiespalt für uns zu überbrücken? Indem man das Personal natürlich trennt, das ist sicher richtig. Aber wie ist der Zwiespalt zu überbrücken, wenn einerseits wirklich etwas akkurat verlangt wird und wir andererseits auf der Intensivstation sehr vieles gelockert haben?

Daschner, Freiburg: Wie man den Zwiespalt aufhebt, weiß ich nicht. Wir haben in einer Untersuchung festgestellt, daß das Tragen von Mundschutz und Hauben keinen Einfluß auf die Infektionsrate hat. Ich glaube, daß der Unterschied zwischen Operationssaal und Intensivstation einfach der ist: Im Operationssaal wird etwas aufgeschnitten und Sie haben sicher ungern Haare oder Staub in der chirurgischen Wunde. Es führt mit an Sicherheit grenzender Wahrscheinlichkeit nicht zu Harnwegsinfektionen, wenn ein paar Intensivlerhaare in der Station herumfliegen. Das gleiche gilt für Atemwegsinfektionen, Septikämien oder Gastroenteritiden. Ich befürchte aber, daß ich damit den Zwiespalt für Sie nicht aufgelockert habe.

Desinfektionsmaßnahmen und Umweltschadstoffe bzw. Kostensteigerung

Pöhn, Berlin: Ich glaube, Sie sollten in Ihrer Liste der Gegenanzeigen gegen die ungezielte Desinfektion noch den Umweltschutz aufnehmen, denn jedes Desinfektionsmittel ist auch ein starkes Umweltgift. Und wenn ich da gelesen habe, daß man Kinderbetten mit aldehydischen Desinfektionsmitteln abwaschen soll, dann weiß ich nicht, ob das Kind durch das Formalin mehr gefährdet ist als vielleicht durch einen Erreger, der sich mal hinverirrt hat.

Daschner, Freiburg: Ich freue mich natürlich besonders, daß diese Bemerkung von Ihnen kommt: Herr Pöhn ist der Vorsitzende der Kommission beim BGA zur Verhütung und Bekämpfung von Krankenhausinfektionen. Sie haben völlig recht, seit einigen Monaten zahlen wir z. B. in Freiburg ein paar zehntausend Mark pro Jahr dadurch mehr, daß in unserem Abwasser Umweltschafstoffe intensiver kontrolliert werden. In Deutschland kaufen wir für Zehntausende im Jahr Desinfektionsmittel, schütten sie zum Teil ungezielt in die Umgebung und zahlen dann hinterher fürs Abwasser Millionen Mark.

Pöhn, Berlin: Ich möchte da noch etwas zu den Kosten sagen. Die Untersuchung besagt, daß die Infektionskontrollmaßnahmen viel Geld einsparen, so daß man ohne weiteres die Hygieneschwester davon bezahlen kann. Das könnte man, aber wir laufen da leider bei den Krankenhausträgern auf, denn die sagen sich, wir sollen noch investieren, um unseren Umsatz zu verringern. Diese wollen ja gar keine Verkürzung der Liegezeit. Der einzige gangbare Weg, den wir jetzt eingeschlagen haben, geht über die Oberlandesgesundheitsbehörden. In jedem Land gibt es Hygienegesetze und Gesundheitsdienstgesetze, außerdem haben wir das Bundesseuchengesetz und danach müssen Krankenhäuser mindestens einmal vom Amtsarzt besichtigt werden, der uns Richtlinien an die Hand gibt.

Reduktion der Infektionen durch Kontrollmaßnahmen

Nyström, Huddinge: Intensive Kontrolle soll Pneumonien um 15% reduziert haben; was verstehen Sie darunter?

Garner, Atlanta: Diese Aussage bezieht sich auf das SENIC-Projekt. Zu den Maßnahmen gehörte die Kontrolle, ob die Patienten präoperativ über die richtige Technik des Abhustens und tief Atmens nach der Operation instruiert wurden, ob sie frühzeitig mobilisiert wurden, ob sie über die einfachen Methoden zum Entfernen des Sekretes aus den Atemwegen informiert wurden. Die Pneumonien wurden gezählt; es wurde versucht, die Ursache zu klären und die genannten Punkte wurden besprochen.

Nyström, Huddinge: Was wurde hinsichtlich der Wundinfektionen getan?

Garner, Atlanta: Wir haben analysiert, mit welchem Programm am effektivsten Wundinfektionen verhindert werden können. Es stellte sich heraus, daß eine intensive und das gesamte Krankenhaus umfassende Überwachung der Wundinfektionen mit einer regelmäßigen Rückmeldung an die Chirurgen am wirksamsten war. Damit konnte die Rate der Wundinfektionen um 20% gesenkt werden. Wenn sich zusätzlich noch ein speziell interessierter Arzt um das Programm kümmerte, war eine Reduktion der Wundinfektionen um 38% möglich. Wir ziehen aus den Daten den Schluß, daß die Pflegemaßnahmen auf der Station die Wundinfektionen praktisch nicht beeinflussen. Entscheidend ist das chirurgische Vorgehen im OP-Raum. Die Hygienefachschwester ist allerdings insofern wichtig, als sie die Infektionen erfaßt und an die Chirurgen zurückmeldet. Dabei darf sie sich aber nicht auf eine Diskussion über das chirurgische Vorgehen einlassen, da sie auf diesem Gebiet nicht die erforderliche Kompetenz besitzt.

Tätigkeitsfelder der Hygienefachschwester

Otten, Wuppertal: Sie geben zu Ihrer Tätigkeitsaufteilung an: 40% Überwachung, 12% Fortbildung, 10% Beratung. Meinen Sie damit eigene Fortbildung oder die anderer Personen? Bezieht sich der Begriff Beratung auf Gespräche mit Kolleginnen oder mit Personal auf den Stationen?

Garner, Atlanta: Fortbildung findet z.T. als förmlicher Unterricht in Klassenräumen statt. In den US-Krankenhäusern gibt es außerdem eine spezielle Institution zur Weiterbildung innerhalb des Hauses; dort helfen Psychologen bei der Unterrichtung des Personals, und das Vorgehen unterscheidet sich wesentlich vom Unterricht in Klassenräumen. Ähnlich ist es bei der Beratung; z. T. wird auch hier die spezielle Institution des Hauses informiert, wenn z. B. auf einer Station Probleme auftauchen. Diese übernimmt dann ihrerseits die Instruktion des betreffenden Personals.

Unter Beratung verstehe ich vor allem die Zusammenarbeit mit Abteilungen, die sich nicht mit der Krankenhauspflege befassen. Fortbildung beschäftigt sich vorwiegend mit den für Krankenpflege zuständigen Abteilungen oder mit anderen medizinischen Abteilungen.

Verhütung von Neugeboreneninfektionen

Krasemann, Wuppertal: Eine Berliner Arbeitsgruppe empfiehlt bei intrauterinem Monitoring nach vorzeitigem Blasensprung eine kontinuierliche Spülung der Scheide mit Povidon-Jod. Wie denken Sie darüber?

Nyström, Huddinge: Dazu kenne ich keine Studien. In Schweden laufen einige Studien mit Chlorhexidin, die bisher vielversprechend aussehen. Es stellt sich jedoch die Frage, ob sie in die klinische Routine übertragen werden können.

Daschner, Freiburg: Auf welche Art und Weise und wie häufig bringen Sie das Chlorhexidin in alkoholischer Lösung auf den Nabel? Wie ist die Nebenwirkungsrate, denn Alkohol ist nach der Erfahrung verschiedener Leute auf dem Nabel nicht so gut verträglich?

Nyström, Huddinge: In meinem Krankenhaus verwenden wir Alkohol und Chlorhexidin seit 10 Jahren oder sogar länger und haben keine Nebenwirkungen gesehen. Es kann sein, daß der Nabel durch den Alkohol etwas später abfällt als bei anderen Präparationen. So lange die Säuglinge im Krankenhaus sind, wird der Nabel einmal täglich mit einer sehr feuchten Kompresse sorgfältig von der Schwester abgewischt. Ein anderes Haus hat Wattestäbchen dazu verwendet und damit nicht so gute Resultate erzielt. In einem weiteren Haus wird Chlorhexidin in einer Detergens-Lösung benutzt; diese Lösung wird auf den Nabel aufgebracht und wieder abgewischt, und ihre Resultate sind mit den unseren vergleichbar. Sie haben außerdem nach den Chlorhexidin-Konzentrationen im Blut der Säuglinge gesehen und keine meßbaren Mengen gefunden.

Register

Bei Fragen zur Produktsicherheit wenden Sie sich bitte an:
If you have any questions regarding product safety,
please contact:

Walter de Gruyter GmbH
Genthiner Straße 13
10785 Berlin
productsafety@degruyterbrill.com